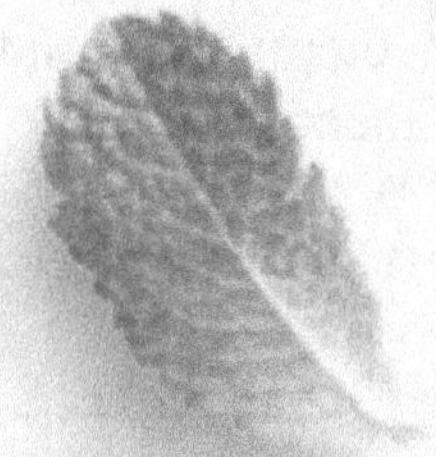

CURA MEDICINAL ATRAVÉS DAS PLANTAS

"Que seu remédio seja seu alimento, e que seu alimento seja seu remédio"
Hipocrates

Editora Al Ghani
2024

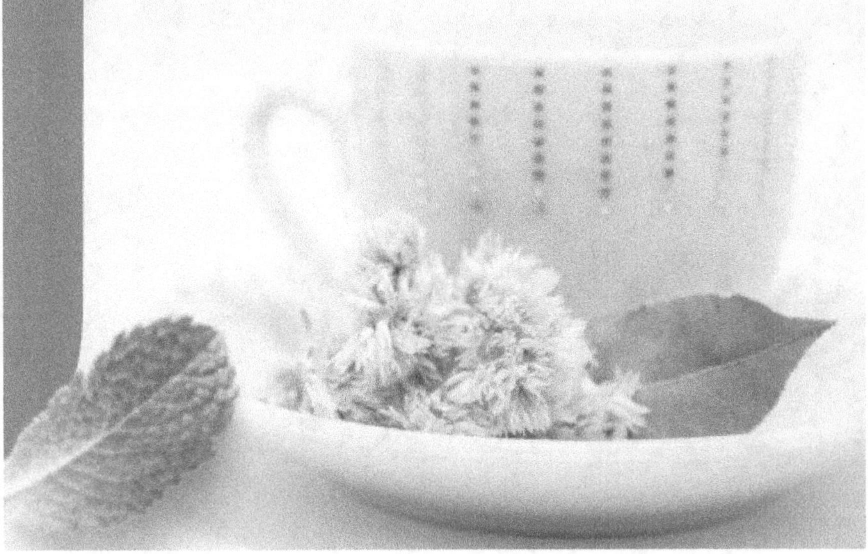

Revisão técnica:

M. Clara Silveira (Klarah®)

Psicoterapeuta / Naturopata / Fitoterapeuta e Terapeuta
Homeopata

Versão desta obra: 2024

AVISO LEGAL E DIREITOS AUTORAIS

CURA MEDICINAL ATRAVÉS DAS PLANTAS

Pela Autora Marcia Clara L. Silveira (Klarah®)

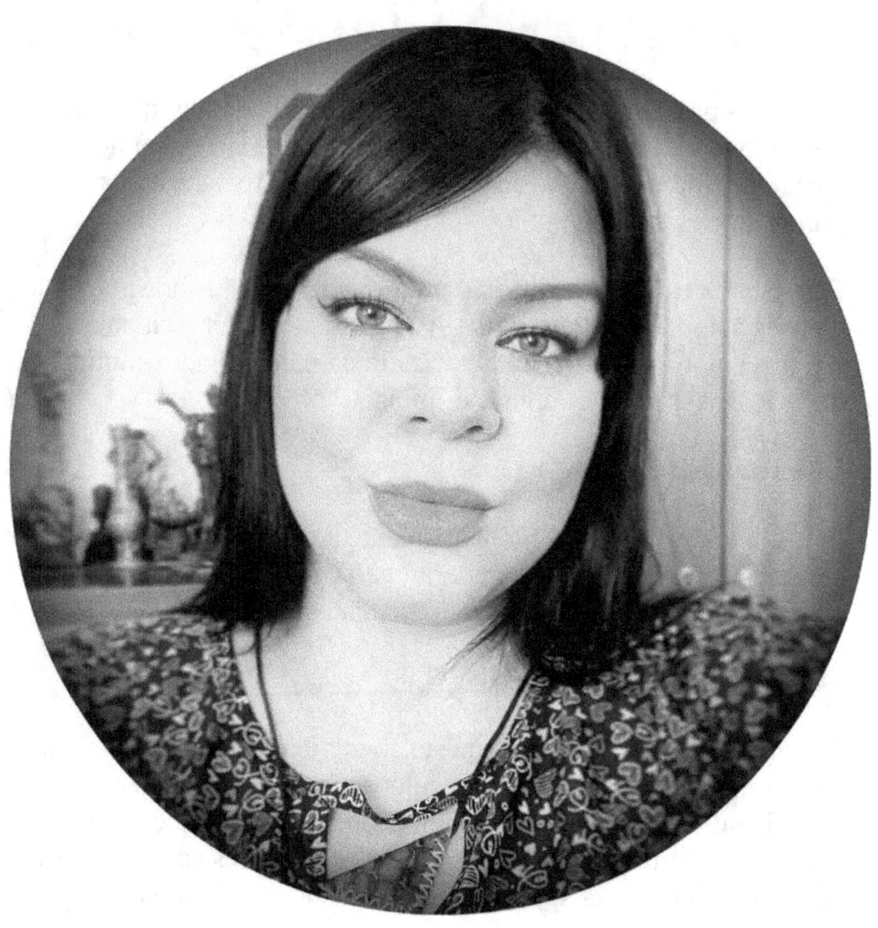

SOBRE A AUTORA

Klarah - *Marcia Clara L. da Silveira* ⊙ Rio de Janeiro 1985

É **Naturopata, Fitoterapeuta** e **terapeuta holística** de formação (Humaniversidade Holística e Panizza Embu das Artes). Formada em **Filosofia** (Anhanguera). Pós graduada em **Psicanálise** e **Psicoterapia Junguiana** (Sociedade Paulista de Psicanálise). Em 2020 optou em fazer mais uma pós, em **jornalismo,** (faculdade Católica Paulista), para complementar suas pesquisas científicas e artigos acerca da Naturopatia. Atualmente (2023) faz pós-graduação em **Homeopatia**, para complementar seus atendimentos. *Klarah* também trabalha com **astrologia arquetípica** e **oráculo**, para análise metafísico e comportamental **desde 2002**.

Sumário

1. A Etnobotânica e a sua importância na ligação entre o uso empírico e farmacológico das

plantas medicinais.

2. Curcuma planta usada como corante com potente efeito medicinal.

3. Cogumelo do sol: a arma mais poderosa contra o câncer (Agaricus blazei Murril).

4. O cerefólio, os poderes medicinais de uma erva usada como tempero na Europa.

5. O poder da cebola na prevenção contra o câncer.

6. Plantas mencionadas na Bíblia.

7. Os benefícios à saúde da beterraba.

8. Constituinte químicos e atividade farmacológica de Baccharis dracunculifolia.

25. O suco do fruto de romã pode ser utilizado contra o câncer de próstata.

26. Plantas que repelem insetos.

27. Os benefícios à saúde do rabanete.

28. Indicações de plantas para os principais problemas de saúde.

A Etnobotânica e a sua importância na ligação entre o uso empírico e farmacológico das plantas medicinais.

A Etnobotânica é a ciência que investiga as relações intrínsecas entre as culturas e usos de plantas incidindo, essencialmente, sobre a forma como as plantas são utilizadas em todas as sociedades humanas (como alimentos, medicamentos, cosméticos; usos religiosos; como tinturaria, têxteis; em construção, como ferramentas, moeda, vestuário; na literatura, em rituais e na vida social). As plantas medicinais ajudam no alívio do sofrimento humano e são usadas como subsistência, remédios caseiros e como comércio

(Kunwar et al., 2006).

O uso da sabedoria popular na medicina ocorre em todas as comunidades por todo o mundo (Smitherman et al. 2005). Como resultado da busca contínua para achar um tratamento para as doenças, que são específicas em cada comunidade, tem sido desenvolvido uma extensa farmacopeia de plantas medicinais (Kiringe 2006). De acordo com a Organização Mundial de Saúde (O.M.S.) em torno de 80% das pessoas em todo mundo usam a medicina tradicional nos primeiros cuidados na saúde (WHO 2002). A medicina tradicional tem atingido importância econômica rapidamente, em países em desenvolvimento é certamente um dos meios de

tratamento mais acessíveis e até mesmo o único tratamento encontrado (Revene et al., 2008).

A natureza tem sido fonte de recursos medicinais por milhares de anos e um grande número de compostos medicinais tem sido isolados das plantas.

As plantas produzem uma variedade de moléculas bioativas sendo assim uma fonte importante de cura, as plantas superiores continuam a ser utilizadas na manutenção da saúde na maioria das comunidades, mesmo com o advento da moderna medicina (Farombi, 2003).

A demanda mundial por ervas medicinais está crescendo e o mercado de fitoterápicos em 1999 foi de 19,4 bilhões de dólares. Muitas drogas têm entrado no mercado internacional através da exploração da medicina popular. Estima-se que 25% das drogas prescritas contenham princípios ativos derivados de plantas (Tiwari & Joshi 1990). É estimado a existência de aproximadamente 400.000 espécies de plantas vasculares em uso e em torno de um terço é utilizado com propósitos medicinais (Raven & Crane 2007).

Em torno de 122 compostos, 80% dos quais são usados com os mesmos propósitos etnobotânicos, são derivados de 94 espécies de plantas (Ajibesin et al., 2008). Muitos ingredientes ativos têm sido descobertos de plantas baseadas em informações

etnofarmacológicas e patenteados como drogas.

Maprouneacina isolado da planta Maprounnea africana é utilizada como anti-diabética (Carney et al., 1999), o taxol, obtido do Taxus breviflora, é usado como droga antitumoral (Samuelsson 1992) e a artemisinina, descoberta da Artemisia annua, é usada como um potente composto anti-malarial.

Os métodos etnobotânicos incluem entrevistas com a comunidade em questão sobre as plantas, partes das plantas utilizadas, formas de uso, etc.

Uma seleção é feita com as plantas de maior interesse para a farmacobotânica, as plantas utilizadas na medicina tradicional são selecionadas pela população porque são efetivas contra uma determinada doença.

Curcuma planta usada como corante com potente efeito medicinal.

Curcuma longa L. é uma planta herbácea perene pertencente à família Zingiberaceae. A planta cresce a uma altura de três a cinco metros, e é amplamente cultivada na Ásia, Índia, China e outros países com clima tropical. O rizoma é a parte da planta utilizada medicinalmente; é geralmente cozido e seco, produzindo um pó amarelo. O pó do açafrão é usado em alimentos como flavorizante e corante. Existe uma outra planta com o mesmo nome açafrão, que é o verdadeiro é o Crocus sativus e a parte utilizada são os estigmas das flores. O principal componente ativo do

açafrão é o flavonoide curcumina e óleos voláteis, incluindo a turmerona, atlantona, e zingiberona.

Outros componentes também presentes são açúcares, proteínas e resinas. O composto mais estudado é a curcumina, que compreende de 0,3 a 5,4 por cento da matéria seca.

Devido às suas atividades biológicas, um grande número de estudos tem sido apresentados.

A curcumina possui propriedades antioxidante (Cohly et al., 1998; Mortel ini et al., 2000), hepatoprotetora (Deshpande et al., 1998; Park et al., 2000), anti-plaquetária (Tortosa et al., 1999; Srivastava et al., 1986), redutor de colesterol, antibacteriana e antifúngica, anti nflamatória (Chainani-Wu, 2003), anticarcinogênica (Frank et al., 2003), antivírica (Suai et al., 1993), atividade antimicrobiana (Rasmussen et al., 2000; Han e Yang, 2005), gastrointestinal (Ammon e Wahl 1991; Rafatul ah et al., 1990).

Além destes, a curcumina possui propriedades tais como antineoplásica, citotóxica, imunomoduladora (Strimpakos e Sharma, 2008) e antitrombótica, cicatrizante, anti diabética e anti-estresse (Chainani-Wu, 2003). Possui ação contra a doença de

Alzheimer (Yang et al., 2004), contra artrite (Molnar e Garai, 2005) e anti-câncer (Duvoix et al., 2005).

Cogumelo do sol: a arma mais poderosa contra o câncer.

Agaricus blazei Murril (Cogumelo do Sol).

Em pesquisas realizadas no Japão, Estados Unidos e Brasil constatou-se que o Agaricus blazei Murril tem na sua composição vitaminas do tipo B1 , B2, proteínas em forma de aminoácidos, ergosterol, niacina, fósforo, ferro, cálcio, e é rico em proteínas polissacarídeos como beta-glucan, sendo este componente o que mais despertou interesse por parte dos pesquisadores, pois ele atua no sistema imunológico, aumentando as defesas naturais do organismo e também por ter um efeito anticancerígeno tais como no carcinoma ascítico Ehrlih, câncer do colo de sigmoide, câncer de ovário, câncer de mama, câncer dos pulmões e câncer de fígado.

O cogumelo Agaricus blazei Murril é um alimento carcinoma tático que melhora a função da imunidade do corpo humano. Em pesquisas recentes realizadas pela escola médica da universidade Mie e pela faculdade de agricultura da universidade de Kobe e pelo instituto de Iwade Fungology, foi divulgado que o A. blazei Murril tem efeito anticancerígeno. Encontrou-se também que ele ativa o linfócito –T, controla o sistema imune e ativa os macrófagos. Além disso, provou-se que tem o efeito anti alergênico e acelera o movimento cardíaco.

Indicação

O Cogumelo, além de ser excelente suplemento alimentar, tem indicação para:

Câncer: Efeitos no controle e prevenção de diversos tipos de Câncer. Auxilia nos efeitos negativos da quimio e radioterapia.

Doenças do aparelho respiratório: Bronquite crônica e asma.

Doenças do aparelho circulatório: Efeito hipotensivo.

Doenças do aparelho digestivo: Úlcera duodenal, Úlcera gástrica, Gastrite crônica, Estomatite, Pólipos, Lesões cutâneas.

Sistema Imunológico: Células Natural Kil er.

Aparelho urinário: Cistite, Nefrite, Insuficiência renal, problemas da próstata.

Outras doenças: Alergia, Colesterol alto, Diabetes, Inflamação mamária, Menopausa, sinusite, Rinite, Eczema, Bursite.

Ingredientes do Cogumelo seco:

Água 7,5%

Proteína 36,7%

Gordura 3,4%

Fibra 6,8%

Cinza 7,3%

Açúcar 38,3%

Fósforo 939 mg-100g

Ferro 18,2%

Cálcio 41,6% mg-100 g

Vitamina B1 0,48 mg - 100 g

Vitamina B.2 2,84 mg - 100 g

Ergosterol 354 mg - 100g

Niacina 40,9 mg - 100 g.

Posologia

O cogumelo é recomendado na quantidade de 10 a 40

g para um litro de água. Amolecê-los por 5 minutos e acrescentar o resto da água. Ferver por uma hora até que o volume diminua para 1/4 da água colocada. Usar somente recipiente de vidro, ágata ou ferro (não usar alumínio). Depois de preparado colocar em uma garrafa térmica ou na geladeira em jarra de aço ou vidro e tomar entre as refeições.

Para a não formação de fenol, após o chá pronto recomenda-se acrescentar de 5 a 8 gotas de limão (ácido ascórbico). Não acrescentar açúcar ou adoçante; eventualmente uma pitada de sal. O Cogumelo utilizado no preparo poderá ser guardado no freezer e

aproveitado para o preparo de refogados com verduras, legumes ou carnes, pois ainda tem propriedades ativas.

Sugere-se começar o tratamento com 25 g por dia.

Deverá haver melhora a partir do 10o dia. O tratamento deverá ser feito de 90 a 180 dias para então diminuir gradualmente a 10 g ao dia, dando assim continuidade de manutenção por período indeterminado. Para manter as qualidades originais deve ser mantido em saco plástico muito bem fechado em local seco e fresco sem exposição direta à luz ou no freezer. Como qualquer planta medicinal o seu efeito funciona como o da homeopatia: a regularidade, continuidade e a A quantidade exata do cogumelo usado no preparo são essenciais.

Contra indicações

Até hoje não foi constatada nenhuma contra-indicação em geral.
Eventualmente poderá ocorrer diarreia temporária no início do
tratamento.

Não é indicado para pessoas em tratamento após transplantes.

Formas de consumo

Recomenda-se o consumo de 10 gramas diárias do Cogumelo do sol. No caso do cogumelo em pó 10g correspondem a 1 colher de sopa (cheia).

No caso do cogumelo desidratado, 10 g correspondem a meia xícara de chá.

Esta quantidade pode ser ingerida misturando-se o cogumelo ao alimento.

Ex: Amassar uma banana, colocar uma colher de sopa de cogumelo em pó (10g) e 1 colher de sopa de farinha láctea. Gotinhas de limão ou algum pode ajudar na fixação do Beta-glucan no organismo.

Complemento alimentar

Recomenda-se o consumo de 40 gramas diárias.

Dosagem

No caso do cogumelo em pó 10 g correspondem a 1

colher de sopa (cheia) portanto 40 gramas correspondem a 4 colheres de sopa diárias que não necessariamente precisam ser tomadas de uma só vez.

Elas podem ser ingeridas ao longo do dia.

Ex. De manhã na banana amassada (10 g), no almoço mais 10 g colocadas sobre o feijão (no prato já pronto), à tarde misturado ao caldinho de feijão ou suco de frutas (mais 10g) e à noite misturada à sopa (mais 10 g no prato já pronto).

No caso do cogumelo desidratado, 10 g correspondem a meia xícara de chá, portanto a ingestão diária recomendadas para pessoas doentes deve ser de 40 g ou 2 xícaras de chá de cogumelo.

Ex.: Misturar o cogumelo no prato de comida ou bater junto com o suco de frutas.

Obs. Sempre que ingerido na presença de vitamina C

(limão, laranja, acerola...), a absorção do Beta-glucan pelo organismo se faz de maneira mais eficiente.

O Cogumelo do sol é apresentado nas seguintes formas: cogumelos desidratados fragmentados ou em pó.

Re-hidratado: Utilize o Cogumelo do sol re-hidratado em refogados de legumes, carnes, saladas, omeletes, recheios de tortas, etc. Pratos que requeiram pouco tempo de cozimento. Em pó: Adicione diretamente o Cogumelo do sol em pó em vitaminas, sucos, leite, cremes, cereais matinais, caldos, etc.

Ex. De manhã na banana amassada (10 g), no almoço mais 10 g colocadas sobre o feijão (no prato já pronto), à tarde misturado ao caldinho de feijão ou suco de frutas (mais 10g) e à noite misturada à sopa (mais 10 g no prato já pronto).

Desidratado fragmentado: Adicione diretamente no preparo de pratos que requeiram um tempo maior de cozimento (em panela de pressão, por exemplo).

O Cogumelo do sol desidratado pode ser adicionado diretamente no prato sobre o feijão, a molhos, sopas, cozidos de legumes, etc.

Ex: Misturar o cogumelo no prato de comida ou bater junto com o suco de frutas.

Hidratação

Para hidratar o Cogumelo do sol, basta deixá-lo de molho em água filtrada por 1/2 hora antes do preparo do prato.

Não jogue fora a água usada para hidratação, utilize-a no preparo de outros alimentos.

Forma de preparo

Preparar em infusão: ferver meio litro de água (500ml), desligar o fogo e colocar 50g (DUAS XÍCARA DE

CAFÉ) do Cogumelo em pó, abafar e esperar esfriar.

Para casos graves, tomar um copo por dia; para casos médios, tomar meio copo por dia e para prevenção, tomar uma xícara de café por dia.

O pó depois de usado deve ser colocado na comida.

O cogumelo pode ser adquirido direto pela internet, existem várias empresas que produzem e comercializam, mas tome cuidado com os preços que podem variar de R$200,00 a R$1.000,00 o quilograma.

Cerefólio, os poderes medicinais de uma erva usada como tempero na Europa.

Anthriscus cerefolium (L.) Hoffm. Família Apiaceae.

Sinonímias: Anthriscus longirostris Bertol., Cerefólio anthriscus (L.) Beck, Cerefolium cerefolium (L.) Sch. & Thel ., Cerefolium cerefolium Britt., Chaerefolium cerefolium (L.) Sch. et Thel ., Chaerophyl um sativum Lam., Scandix cerefolium L.

Histórico

Esta erva é nativa do Oriente Médio, provavelmente no sul da Rússia e do Cáucaso, e possivelmente foi introduzida na Europa pelos romanos. Tornou-se uma das ervas mais utilizadas na culinária francesa, na qual é considerada indispensável. O cerefólio embora tenha sido utilizado como uma droga é empregada principalmente como aromática para fins culinários (Fejes et al. 2000a).

Constituintes

Metilcavicol, 1-alil-2, 4- dimetoxibenzeno (Fejes et al.

2000).

Atividade farmacológica O extrato possui atividade antioxidante e antilipoperoxidante, é utilizada popularmente para problemas na circulação (Fejes et al. 2000a, Fejes et al.

2000b). A raiz é usada como tônica no Japão e na China (Mitsugi et al. 1982). Possui atividade depurativa, diurética e hipotensora (Flamini et al, 1997).

Flavonoides e lignanas da raiz mostraram forte atividade contra os radicais livres, enquanto que o óleo obtido a partir da planta foi menos eficaz.

A identificação dos constituintes dos extratos indicam que api n é o principal flavonoide, deoxi podofilotoxina a principal lignana, e metilcavicol o componente predominante do óleo essencial (Fejes et al., 2003).

O extrato é recomendado para melhorar a memória (Adams et al., 2007).

O poder da **cebola** na prevenção contra o câncer.

As cebolas são ricas em uma variedade de sulfetos que fornecem proteção contra o crescimento de tumores. Estudos na Grécia têm demonstrado que o consumo elevado de cebola e alho atua como protetores contra o câncer de estômago.

A cebola (Al ium cepa) pertence à família Liliaceae, do lírio, do alho, alho-poró, cebolinha e cebolinha francesa. São mais de 600 espécies do gênero Al ium, distribuídas em todo o mundo.

As plantas podem ser utilizadas como ornamentais, hortaliças, especiarias ou como medicamento.

Existem mais de 120 diferentes usos documentados para o gênero
Al ium.

A cebola tem sido utilizada como ingrediente na culinária há
milhares de anos por muitas civilizações ao redor do mundo. A
produção mundial de cebola é cada vez maior, tanto que é agora a
segunda cultura mais importante na horticultura após o tomate.

Existem muitas variedades de cebola: vermelha, amarela, branca e
verde, cada uma com seu próprio sabor, de muito forte a
ligeiramente doce.

As cebolas podem ser comidas cruas, cozidas, fritas, secas ou
assadas. São comumente usadas para acentuar o sabor em, saladas,
sopas e outros pratos.

As cebolas são uma boa fonte de fibras alimentares, manganês,
molibdênio, vitamina B6, ácido fólico, potássio, fósforo e cobre. É
uma fonte muito rica de fruto-oligossacarídeos, são caracterizadas
por seu conteúdo rico em tiosulfinatos, sulfetos, sulfóxidos e
outros compostos odoríferos de enxofre.

Os sulfóxidos de cisteína são os principais responsáveis pelo sabor
da cebola e pela irritação que causa nos olhos que induzem ao
lacrimejamento.

Os tiosulfinatos apresentam propriedades antimicrobianas. É
eficaz contra muitas bactérias, incluindo Bacil us subtilis,
Salmonel a e E. coli. Não é tão potente como o alho pois os
compostos de enxofre na cebola são apenas um quarto do nível
encontrado no alho. As cebolas contêm sulfureto de alilo propilo,
além disso, as cebolas são muito ricas em cromo, um mineral que
ajuda as células a responderem à insulina, além de vitamina C,
numerosos flavonoides e mais notavelmente, quercetina.

Cebolas têm uma variedade de efeitos medicinais, podem ser
usadas para tratar constipações, tosse e asma e para repelir insetos.
Na medicina chinesa, têm sido utilizadas para tratar a angina do
peito, tosse, infecções bacterianas e problemas respiratórios.

A Organização Mundial da Saúde (OMS) indica o uso de cebola para o tratamento da falta de apetite e para prevenir a aterosclerose. Além disso, os extratos de cebola são reconhecidos pela OMS como ajuda no tratamento de tosses e resfriados, asma e bronquite.

Também são conhecidas por ajudar na diminuição de espasmos brônquicos. O extrato de cebola é usado para diminuir a alergia induzida pela constrição brônquica em pacientes asmáticos.

Os oligômeros presentes estimulam o crescimento de bifidobactérias saudáveis e suprimem o crescimento de bactérias potencialmente nocivas ao cólon. Além disso, podem reduzir o risco de tumores no cólon. Evidências Experimentais e clínicas sugerem que o dissulfureto de alilo propilo é responsável pelo efeito de reduzir os níveis de açúcar no sangue, aumentando a quantidade de insulina disponível.

O consumo regular de cebolas reduz os níveis elevados de colesterol e pressão arterial alta, o que ajuda a prevenir a aterosclerose e doenças cardíacas em diabéticos, e reduz o risco de ataque cardíaco ou derrame. Mulheres cujas dietas são ricas em cebolas tiveram uma redução de 40% no risco de câncer de ovário. Cebolas também ajudam a manter os ossos saudáveis, sugere um estudo publicado no Journal of Agricultural and Food Chemistry. Podem ser especialmente benéfica para mulheres que estão em maior risco de ter a osteoporose quando estão na menopausa.

Plantas mencionadas na Bíblia.

Muitas plantas foram mencionadas na Bíblia, desde aquela época as pessoas usavam as plantas não somente como o alimento, mas também como aromatizante e para uso medicinal.

O hissopo era utilizado frequentemente para a purificação (PSALMS 51:7), foi usada também para impedir que o sangue coagular (EXODUS 12:22). O uso medicinal do hissopo pode ser encontrado em JOÃO (19:29 – 30).

O hissopo bíblico - a planta que é chamada Hyssopus officinalis, é nativa do sul da Europa, mas não ao Oriente Médio antigo ou ao Egito, consequentemente o hissopo que nós conhecemos não é o mesmo da Bíblia. Esse poderia ter sido confundido com a manjerona pelos estudiosos da Bíblia, ou a planta alcaparra, ao sorgo, ao broto da samambaia ou ao asplênio. A menta era bem conhecida sendo usada como alimento ou aromatizante, assim como ainda é hoje.

Alguns peritos da Bíblia dizem que a menta estava entre "as ervas amargas" mencionadas no Exodus 12:8, Números 9:11, junto com as folhas da endívia, da chicória, da alface, do agrião da água, do espinafre, e do dente-de-leão. Todas essas ervas eram comidas como salada. A menta era ingerida após as refeições para ajudar o sistema digestivo. A salsinha embora não mencionado na Bíblia era abundante e foi usado no passado como um símbolo de uma nova era porque era uma das primeiras ervas a surgir acima do solo.

Os romanos serviam-lhe em banquetes como um refrescante respirador.

Uma outra passagem que se refere às ervas amargas é EXODUS 12:8. O anis é mencionado na versão da Bíblia do Rei James em MATTHEW 23:23.

A palavra anis é considerada um erro na tradução para a maioria das citações modernas dos tradutores que o traduziram como "menta, o dil e o cominho".

O alho ainda é o mesmo que nós usamos hoje, era a erva favorita pelos reis. A cabaça de JONAH 4:6 foi confundida pelos estudiosos com sendo a mamona. A malva era cortada inteira e era usada como alimento.

Outra planta é a salsola, que é uma planta salina parecida com o espinafre e comido pelos pobres. A mandrágora é mencionada no GÊNESIS 30:14 – 16, a história diz que Raquel convoca os poderes das mandrágoras de Rueben, mas não diz se acreditava em suas qualidades mágicas, naquela época era conhecida como a maçã do amor.

O espinho-de-Cristo se originou do espinho de Jerusalém Paliurus spina-christi. Outras plantas, usadas em perfumes e banhos e as madeiras nobres, mencionadas são, bálsamo, incenso, cânfora, canela, cássia e açafrão. Os cereais, o milho, trigo, lentilha, milheto, feijão e cevada.

As flores mencionadas na Bíblia são salgueiro, lírio da água, violeta, tulipa, sálvia, rosa, ranúnculo, peoni, nigela, narciso, açafrão-da-pradaria, malva, lupina, litrium, lírio, consolida, narciso, hiacinto, galium, açafrão, mostarda, menta, melancia, mandrágora,

malva, hissopo, alho, alho poró, cebola, coriandro, anis, cominho, linho, abóbora e cerefólio.

Árvores, canela, salgueiro, pinho, bálsamo, carvalho, amora, mirtilo, junipero, elmo, castanha, cipreste e cedro. Frutas mencionadas, pomegranate, palma, castanha, maçã e azeitonas.

Duas ervas estão entre as favoritas, o incenso chamado também olibanum foi usado em rituais religiosos por séculos. Mencionado frequentemente nos primeiros 5

livros. Foi usado para tratar dores internas e externas.

É usada uma resina gomosa encontrada nas árvores espinhosas pequenas chamadas Boswel ia thurifera, crescendo na África, no Yemen, e nos países do mar vermelho.

Mirra era usada para fazer lavagem para infecções, foi usada pelos egípcios e pelos hebreus como incenso, em cosméticos, em perfumes e como medicinal, muito usado também naquele tempo para embalar os corpos.

O incenso era considerado um tesouro raro e foi dado como um grande presente para o bebê Jesus!

Commiphora é encontrada na Arábia e na Abissínia, hoje em dia, é usada para tratar as dores de garganta, infecções e pé-de-atleta. Contém substâncias que limpam o organismo e estimulam o sistema circulatório e é expectorante.

As dores e as feridas eram tratadas com cataplasma feitos da culatra do urso, ou mel ou gordura de porco, a resina da hera, o óleo de agrimônia, de sementes de linhaça e a casca do mamão. As torceduras foram envolvidas com uma cataplasma feito das folhas esmagadas da planta consolida. O reumatismo era tratado embebendo o bálsamo no óleo verde de oliva e aplicado na parte afetada como linimento. Fazendo massagem com sal seguido por um xampu por todo o corpo, fazia as pessoas sentirem como se estivesse saído de um spa, isso ajudava na circulação do sangue.

Os problemas de estômago eram curados com água de alecrim. A raiz do gengibre também era usada mastigada. As dores de cabeça também eram curadas com o chá do alecrim, ou as folhas da hortelã que eram colocadas na testa. O óleo de manjerona era friccionado em cima da região que sofria a dor de cabeça. Os galhos de alecrim eram fervidos em água e usados para lavar o corpo contra as febres.

Os benefícios à saúde da **beterraba**.

A beterraba (Beta vulgaris) é uma planta pertencente à família Amaranthaceae, antes era classificada na família Chenopodiaceae. A raiz da beterraba é muito consumida em todo o mundo, usada cozida ou crua é um dos vegetais mais apreciados na culinária, seu sabor adocicado e com gosto de terra atrai ao paladar.

Embora seja utilizada como alimento também é eficiente quando usada medicinalmente, seja na cura de doenças ou como preventivo.

As raízes avermelhadas contêm poderosos compostos que ajudam a proteger contra doenças cardíacas, defeitos de nascimento e certos tipos de câncer, especialmente câncer de cólon.

O pigmento que dá a beterraba sua cor roxo-avermelhado é a betacianina, também é um poderoso agente de combate ao câncer. A sua eficácia contra o câncer de cólon, em particular, tem sido demonstrada em vários estudos. Este pigmento é absorvido pelos glóbulos e pode aumentar a capacidade de transporte de oxigênio do sangue em até 400 por cento.

Em um estudo com animais, a fibra da beterraba aumentou a atividade de duas enzimas antioxidantes no fígado, glutationa peroxidase e glutationa-S-transferase. O fígado é o principal órgão de desintoxicação do organismo,

onde substâncias tóxicas são quebradas e eliminadas, um processo que gera uma grande quantidade de radicais livres. Glutationa peroxidase e glutationa-S-transferase são os guarda-costas para as células do fígado e vias biliares, protegendo-os do ataque de radicais livres.

Ainda nesta pesquisa, não só fez aumentar a atividade de proteção antioxidante no fígado, mas também sobre os níveis de colesterol total que caíram 30%, seus triglicerídeos caíram 40% (triglicerídeos elevados, a forma pela qual as gorduras são transportadas no sangue, são um importante fator de risco para doenças cardiovasculares), e o nível de HDL (colesterol benéfico) aumentou significativamente.

Em outros estudos em animais, os cientistas observaram um aumento no número de células CD8

cólon, que são células do sistema imunológico responsável por detectar e eliminar células anormais.

Em pacientes com câncer de estômago, quando os cientistas compararam os efeitos de frutos e sumos de vegetais para a formação de nitrosaminas, compostos cancerígenos produzidos no estômago a partir de produtos químicos chamados nitratos, foi descoberto que o suco de beterraba é um potente inibidor das mutações celulares causadas por estes compostos. Os nitratos são normalmente utilizados como conservantes químicos em carnes processadas.

As pessoas cujas dietas são concentradas em betaína (encontrada naturalmente em vegetais como a beterraba e espinafre), têm níveis de marcadores inflamatórios, pelo menos, 20% menor do que indivíduos com menor consumo médio.

Fonte: American Journal of Clinical Nutrition (P

Detopoulou, Panagiotakos DB, et al.).

As beterrabas são especialmente ricas em folato, vitamina B, que é essencial para o crescimento do tecido normal. Comer alimentos ricos em folato é especialmente importante durante a gravidez, pois sem ácido fólico suficiente, a coluna vertebral da criança não se desenvolve adequadamente, uma condição chamada de defeitos do tubo neural. A necessidade diária de ácido fólico é de 400 microgramas. Um copo de beterraba cozida cortada contém 136 microgramas de folato.

As folhas verdes podem ser cozidas e também são ricas em betacaroteno, ácido fólico, clorofila, potássio, vitamina C e ferro.

Valor nutritivo a cada 100g.

* Vitamina A: 20 IU

* Tiamina: .02 mg

* Riboflavina: .05 mg

* Niacina: .4 mg

* Vitamina C: 10 mg.

* Cálcio: 27 mg.

* Ferro: 1,0 mg.

* Fósforo: 43 mg.

* Carboidratos: 9,6 gm.

* Proteína: 1,6 gm.

* Calorias: 42

A raiz de beterraba é um tratamento tradicionalmente utilizado para combater a leucemia. A terapia com beterraba, com consumo de aproximadamente dois quilos de purê de beterraba por dia, tem sido relatada favoravelmente para os casos de leucemia e tumores (incluindo câncer).

Pesquisas também mostram que o suco de beterraba pode ajudar a inibir o desenvolvimento de câncer de cólon e do estômago. Acredita-se que a beterraba vermelha quando comida regularmente pode ajudar contra o estresse oxidativo causados por certos transtornos.

A fibra de beterraba vermelha ajuda a reduzir o colesterol sérico em 30 a 40%, também pode ajudar a normalizar a pressão arterial. Beterraba ajuda a manter a elasticidade das artérias, quando consumido regularmente pode ajudar a prevenir varizes.

O teor de ferro da beterraba vermelha, embora não seja alto, é da melhor qualidade que o torna um poderoso limpador e construtor do sangue. Esta é a razão pela qual a beterraba é muito eficaz no tratamento de muitas doenças causadas por tóxicos e poluição.

O suco de beterraba é altamente alcalino que o torna eficaz no tratamento da acidose. Beber regularmente o suco pode ajudar a aliviar a constipação.

Suco de beterraba e suco de cenoura, quando combinado é excelente na cura de gota, problemas nos rins e na vesícula biliar, também pode ajudar nos seguintes problemas, dores de cabeça, dores de dente, disenteria, lumbago, problemas de pele, problemas menstruais, etc.

O suco de beterraba é muito forte, não tome muito se seu corpo ainda não está acostumado, aconselha-se aumentar a quantidade de 1/2 raiz de beterraba de tamanho médio para 1 a cada semana. O suco é tão forte que você pode sentir tonturas durante a limpeza, este desconforto é normal, pois as toxinas estão sendo eliminadas. É aconselhável beber bastante água para ajudar na eliminação de toxinas. Quando você começar a comer beterraba regularmente, você verá uma cor vermelha na urina ou fezes, não há nada para se preocupar pois esta é apenas a cor da beterraba.

Quando a beterraba é cozida parte de seu conteúdo de nutrientes é destruído, você pode consumi-la como suco ou crua.

Constituintes químicos e atividade

farmacológica de **Baccharis dracunculifolia DC**.

A espécie Baccharis dracunculifolia DC (De Candole), é popularmente conhecida como vassoura ou alecrim-do-campo, é

amplamente utilizada na medicina caseira.

A forma de infusão de suas folhas é empregada para problemas hepáticos, disfunções estomacais e como anti nflamatório. Estudos de literatura relatam o uso medicinal e religioso do "alecrim-do-campo"

comercializado em mercados e feiras livres no Rio de Janeiro (Azevedo & Silva (2006), assim como a utilização das folhas para feridas (Freise, 1933, citado por Fenner, et al. 2006) e o uso dos ramos, em decocto, como antifebril (Rodrigues & Carvalho, 2001).

É uma planta dioica com as inflorescências masculinas e femininas, cujo arbusto cresce em quase todo o Brasil, e a principal fonte botânica da própolis verde no sudeste do Brasil.

Uma característica dos compostos fenólicos das própolis analisadas e da espécie vegetal de B.

dracunculifolia foi a alta proporção de artepil in C e outros derivados do ácido cinâmico. Com base nas evidências fitoquímicas, B. dracunculifolia foi identificada como a principal fonte vegetal das própolis produzidas nos estados de São Paulo e Minas Gerais (Alencar et al., 2005).

O extrato de B. dracunculifolia mostrou a presença de germacreno-D, biciclogermacreno, assim como derivados prenilados do ácido comumarinico.

Germacreno-D e o biciclogermacreno (14%) estão entre os principais compostos do óleo essencial em conjunto com o delta-cadineno (13%) e germacrona (5%) (Loayza et al., 1995).

Os extratos aquosos da própolis de B. dracunculifolia e de partes da planta contêm o ácido

3,4-di-O-ácido-cafeoilquínico,ácido-3.5-di-O-cafeoilquíni co e o ácido clorogênico. Além disso, 27 compostos incluindo os diterpenos labdânicos, compostos prenilatedos, flavonoides e outros fenólicos que foram isolados previamente da própolis, foram identificados também no extrato metanólico de B. dracunculifolia.

Entre eles, 24 compostos foram detectados nas gemas, indicando que deve ser uma fonte importante da própolis. A origem botânica de 19 componentes foi pela primeira vez estabelecida para B. dracunculifolia (Tezuka et al., 2003).

Resende (2007) confirmou seu potencial efeito antimutagênico do extrato obtido em acetato de etila.

A análise do extrato por cromatografia líquida de alta eficiência permitiu a identificação dos compostos fenólicos: ácido cafeico, ácido p-coumárico, éter de aromadendrina-4'-O-metil, ácido 3-prenil-p-coumárico, 3,5-diprenil-p-coumárico (artepilina C) e baccharina.

Funari et al. (2007), concluíram que a planta Baccharis dracunculifolia é a principal fonte botânica da própolis do estado de São Paulo, investigada para verificar a atividade biológica específica com relação aos fibroblastos em ratos NIH-3T3, células da pele envolvidas diretamente nos processos de cicatrização.

O perfil cromatográfico, caracterizado pela maior parte por flavonoides e por ácidos aromáticos, demonstrou ser qualitativamente similar ao da B. dracunculifolia.

Foi encontrado que a própolis de B. dracunculifolia apresenta uma toxicidade dependente da concentração in vitro em fibroblastos do rato NIH-3T3.

Os perfis cromatográficos das gemas da folha e da própolis e das folhas não expandidas e expandidas de B. dracunculifolia mostraram similaridade, mas as folhas não expandidas diminuíram quantitativamente em constituintes químicos em comparação às gemas da folha. No caso das folhas expandidas, todos os constituintes químicos decresceram severamente ou desapareceram.

Artepilina C (ácido 3,5-diprenil-4-hidroxicinâmico) foi identificado também em própolis e em exsudatos resinosos e em ambos os extratos etanólicos continham as concentrações mais elevadas deste composto em comparação aos outros constituintes químicos (Park et al.,2004).

Menezes (2005) avaliou a atividade anti nflamatória do extrato aquoso desta planta utilizando o modelo de pleurisia induzida por zimozan em camundongos.

Os resultados indicaram que o extrato bruto aquoso de B.dracunculifolia possui atividade anti nflamatória e que é mais potente quando, concomitantemente, administrado ao estímulo da inflamação.

Silva Filho et al., (2004) através do fracionamento cromatográfico das folhas, usando diversas técnicas, isolou os compostos isosakuranetina, aromadendrin-4'-metil éter, ácido ferúlico, ácido hidroxicinâmico, 3-prenil-4- (di dro cinnamo iloxi)- ácido cinâmico e friedelanol. Um sesquiterpeno novo, baccharisketona, e um monoterpeno novo, acetato de p-metoxitimol , foi isolado das folhas de B.

dracunculifolia junto com dezessete compostos conhecidos. A atividade inibitória do crescimento dos compostos isolados contra células da leucemia (L 1210) foi testada e três terpenos fenólicos e cinco álcoois sesquiterpênicos exibiram forte atividade citotóxica (Fukuda, et al., 2006).

Lemos et al. (2007), testou a eficiência do extrato da planta contra úlceras gástricas. A análise por cromatografia líquida de alta eficiência da A composição química do extrato de B. dracunculifolia usado neste estudo revelou a presença principalmente de derivados ácidos e de flavonoides cinamicos. As doses de 50, 250 e 500 mg/kg do extrato cru de B.

dracunculifolia e de controles positivos (omeprazol ou cimetidina) diminuíram significativamente o índice da lesão, a área total da lesão e a porcentagem da lesão causada pelas úlceras comparados com os grupos de controle negativos. A porcentagem da inibição das úlceras foram significativamente mais elevadas nos grupos tratados com o B. dracunculifolia, cimetidine ou omeprazol, com todos os protocolos usados, comparado com os grupos de controle negativos. Em relação a secreção gástrica, as reduções no volume do suco gástrico e a acidez total foram observados, assim como o aumento no pH gástrico.

Estes resultados foram similares aos resultados dos estudos realizados com extrato verde da própolis.

Embora mais investigações sejam necessárias, nossos resultados sugerem que o B. dracunculifolia tem potencial para ser usado como um preparado fitoterápico para o tratamento da úlcera gástrica.

Leitão et al. (2004), utilizaram o extrato da folha de B.

dracunculifolia e o extrato verde da própolis ambos os extratos produziram efeito bacteriostático em culturas de Streptococcus mutans na concentração de 0.40

mg/ml. Os resultados demonstram que o extrato da folha de Bd e os extratos verdes da própolis têm efeitos inibitórios similares nos fatores cariogênicos de S.

mutans, e permite-nos sugerir que as folhas de Bd podem ser uma potencial fonte de produtos farmacêuticos empregados para esta finalidade.

Da Silva Filho et al., (2004) utilizaram várias concentrações do extrato de B. dracunculifolia como tripanocida. Os compostos isosakuranetin e óxido de baccharis foram os mais ativos na análise tripanomicida, mostrando os valores CI50

(concentração inibitória requerida para a inibição de 50%) de 247.6 e 249.8 microM, respectivamente.

Compostos aromadendrin-4'- metileter, ácido ferúlico, e 3-prenil-4-(di drocinnamoiloxi)- ácido cinâmico indicaram atividade moderada e os compostos ácido di drocinnamico e friedelanol foram inativos.

Os poderes medicinais do **mariri** e da **chacrona**, muito além do xamanismo.

A ayahuasca é uma bebida preparada através da fervura de caules de mariri (B. caapi) com outras plantas, particularmente a chacrona (P. viridis), as folhas contêm alcaloides responsáveis pelo efeito psicoativo. A atividade farmacológica depende da interação sinergística entre os alcaloides dessas duas espécies de plantas. O alcaloide psicoativo da planta chacrona, chamado tecnicamente de DMT possui efeito alucinogénico, que quando é ingerido isoladamente, não expressa seu efeito por ser absorvido pela enzima monoamino oxidase (MAO), que metaboliza a DMT e a digere muito antes que possa chegar ao cérebro, transformando a DMT em metabólitos inativos.

Porém quando ingerido em conjunto com a planta mariri que possui o composto β-carbolina que é um inibidor da MAO, o seu metabolismo é mais tardio, permitindo que o mesmo chegue ao cérebro. A bebida produz estimulação cardiovascular, aumentos na frequência cardíaca e pressão arterial, sensações de estimulação visual ou auditiva, introspecção psicológica e fortes sentimentos emocionais. A bebida tem gosto amargo e pode provocar vômitos. Alguns pesquisadores têm sugerido a utilização em aplicações terapêuticas como um complemento ao tratamento para vícios da cocaína, alcoolismo e depressão.

Fonte: Etnobotânica. Banisteriopsis caapi (Spruce ex.

Griseb.) C.V Morton.

Outras espécies: Banisteriopsis muricata, Banisteriopsis inebrians, Banisteriopsis rusbyana (Diplopterys cabrerana).

Família: Malpighiaceae.

Nomes comuns: mariri, ayahuasca, ayahuasca negra, ayawaska amarela, purga waska.

Usos etnofarmacológicos: Depurativa, emética, laxativa, dores de estômago, anti-reumática, tônica é usada contra lumbago.

Psychotria viridis Ruiz. et Pav.

Outras espécies: Psychotria psychotriaefolia (Seem.) Standl., Psychotria carthagenensis Jacq., Psychotria alba Ruiz et Pav., Psychotria ernesti K. Krause.

Família: Rubiaceae.

Nomes comuns: chacrona, chakruna, chakruna negra.

Usos etnofarmacológicos: Depurativa, dores de estomago, antirreumática,

tônica e usada contra lumbago.

O que é **Ayahuasca**.

Ayahuasca é uma infusão de plantas psicotrópicas utilizadas em rituais de xamanismo como uma bebida preparada a partir de caules de B. caapi, uma trepadeira encontrada na zona ocidental da bacia amazônica, juntamente com as folhas de P. viridis planta da família do café. Ayahuasca contém princípios psicoativos usados por mais de 70 grupos indígenas espalhados pelo Brasil, Colômbia, Peru, Venezuela, Bolívia e Equador (Goulart, 2005).

Outros grupos como o Santo Daime, Barquinha e União do Vegetal (UDV) usam a ayahuasca como instrumento para elevação do espírito, esses grupos possuem influência do Catolicismo (Santos et al., 2007).

Os compostos psicoativos.

P. viridis contém DMT (N, N-dimetil – triptamina), um potente alucinógeno que é ativo quando tomado parenteralmente, mas não por via oral (Shulgin, 1976). Isto porque o trato gastrintestinal também contém a enzima monoamino oxidase (MAO), que metaboliza a DMT digerida muito antes que ela possa chegar ao cérebro, transformado em metabólitos inativos (Riba et al., 2003). No entanto, quando DMT é ingerida em conjunto com um inibidor da MAO - como é o caso do composto β-carbolina - o seu metabolismo é mais tardio, permitindo que o mesmo chegue ao cérebro (Ott, 1999).

No entanto, a DMT não é ativa em doses até 1000 mg (Shulgin, 1997). Após administração parenteral de mais de 25 mg, DMT mostra efeitos psicoativos (Shulgin, 1997). A sinergia entre os compostos psicoativos em B.

caapi e em P. viridis é uma notável interação farmacocinética. Inibidores da MAO são uma classe farmacológica de compostos com propriedades antidepressivas, impedindo a desagregação dos neurotransmissores da monoamino no cérebro (Julien, 1998). A DMT é comumente encontrada em tecidos de mamíferos, outros pesquisadores propõem que os níveis de DMT aumentem no cérebro de mamíferos durante o estresse, a permanência da DMT pode atuar como um ansiolítico endógeno (Jacob & Presti, 2005).

Os caules e cascas de B. caapi contém β-carbolinas tais como harmine e harmaline (Cal away, 2005) e 1,2,3,4-tetrahydroharmine. Estes compostos β-carbolinas possuem propriedades sedativas e alucinogénicas e pode também agir como inibidores da monoamina oxidase (IMAO). Porque a MAO

decompõe DMT, sua inibição permite que a DMT seja absorvida e fique biodisponível oralmente. A β-carbolina frequentemente causa náuseas e vômitos (Haroz & Greenberg, 2006). As β-carbolinas não são psicoactivas, mas são inibidores da enzima MAO (Riba, 2003). A combinação das plantas conduz a efeitos psicoativos porque a distribuição da substância DMT não é inibida (Riba et al., 2003).

Os efeitos.

Os efeitos geralmente começam após 30-40min da ingestão, o pico dura cerca de 2 h, e pode chegar a 6h (Riba et al., 2003). A bebida produz moderada estimulação cardiovascular, incluindo aumentos na frequência cardíaca e pressão arterial diastólica (Riba et al., 2003). Usuários relataram sensações de estimulação visual ou auditiva, sinestésica, introspecção psicológica e fortes sentimentos emocionais que vão desde tristeza ocasional ou medo até a exaltação e conforto espiritual (Shanon, 2002). O chá tem um Gosto amargo e não pode ser descrito como agradável para beber. A ocorrência da emese, ou vômito, não é incomum durante a experiência, um efeito que é geralmente considerado como uma purificação espiritual ou física.

Estudos recentes têm revelado que a ingestão da ayahuasca diminuiu os sintomas do mal de Parkinson em pacientes com esta doença (Serrano- Duenas et al., 2001). Em outro estudo, Grob et al. (1996), entrevistou 15 praticantes da União do Vegetal, 11 deles eram usuários do álcool de moderados a severos antes de engajar na nova religião, 5 deles relataram comportamento violento associado ao uso do álcool, 4

tinham envolvimento com outras drogas que incluíam cocaína e anfetamina, 8 eram fumantes compulsivos.

Todos eles largam seus vícios após o início da ingestão da ayahuasca, sem danos na personalidade ou na cognição.

Prova de dependência Ayahuasca é inexistente, na verdade, alguns têm sugerido a utilização em aplicações terapêuticas como um complemento ao tratamento para vícios (McKenna, 2004). Mabit (1996) propôs o uso medicinal da ayahuasca no tratamento do vício da cocaína. Labigalini (1998) descreveu o uso da bebida por ex -alcoólicos em um contexto religioso.

Plantas Medicinais Brasileiras Ameaçadas de Extinção

Introdução

A humanidade utiliza os vegetais para proteção da saúde e alívio de seus males desde o princípio de sua existência na Terra, há muito tempo, as plantas medicinais têm sido usadas como forma alternativa ou complementar aos medicamentos da medicina tradicional.

O seu uso na medicina popular e a literatura etnobotânica têm descrito o uso dos extratos, infusões e pós de plantas medicinais por vários séculos contra todos os tipos de doenças (Vanden Berghe et al., 1986).

A utilização de plantas medicinais tornou-se um recurso terapêutico alternativo de grande aceitação pela

população e vem crescendo junto à comunidade médica, desde que sejam utilizadas plantas cujas atividades biológicas tenham sido investigadas cientificamente, comprovando sua eficácia e segurança (Cechinel e Yunes, 1998).

É notável o crescente número de pessoas interessadas no conhecimento de plantas medicinais, inclusive pela consciência dos males causados pelo excesso de quimioterápicos causados no combate às doenças.

Remédios à base de ervas que se destinam as doenças pouco entendidas pela medicina moderna – tais como: câncer, viroses, doenças que comprometam o sistema imunológico, entre outras – tornaram-se atrativos para o consumidor (Sheldon et al., 1997).

O uso de plantas medicinais pela população mundial tem sido muito significativo nos últimos tempos. Dados da Organização Mundial de Saúde (OMS) mostram que cerca de 80% da população mundial fez o uso de algum tipo de erva na busca de alívio de alguma sintomatologia dolorosa ou desagradável.

Desse total, pelo menos 30% deu-se por indicação médica.

Histórico da utilização no brasil A situação mundial ocorre da mesma forma no Brasil, que é um dos países de maior diversidade genética

vegetal, contando com mais de 55.000 espécies catalogadas (Nodari & Guerra 1999), entretanto, como consequência da revalorização mundial do uso de plantas medicinais, a pressão ecológica exercida sobre alguns desses recursos naturais tem sido grande nos últimos anos, colocando em perigo a sobrevivência de muitas espécies medicinais nativas (Montanari Júnior 2002). De acordo com Sánchez e Valverde (2000) o comércio local de plantas medicinais leva à deterioração de populações naturais, tanto quanto à pressão extrativista da indústria farmacêutica.

O desaparecimento de plantas medicinais.

O relatório da ONG Plants for the Planet (http://www.bgci.org/), alerta para o perigo que as plantas estão correndo, principalmente pela destruição do seu habitat, as causas apontadas são extrativismo, a destruição das florestas e a expansão da fronteira agrícola, dos pastos para criações animais e da urbanização. O impacto causado nessas espécies afeta ainda as comunidades que têm como fonte de medicamentos as plantas dessas regiões. Esses milhões de pessoas ao redor do mundo confiam na medicina tradicional para tratar doenças graves com plantas medicinais. A proteção dessas plantas não só é importante para a saúde humana, mas para o ecossistema circundante e também para a própria conservação da espécie.

Ainda de acordo com este relatório, apenas 15% das drogas convencionais são usadas em países em desenvolvimento. Por outro lado, 50 mil tipos de vegetais (cerca de 20% das espécies conhecidas) são usados hoje em medicina tradicional.

Na China, em áreas rurais, o uso da medicina tradicional chega a 90%. Ao mesmo tempo, de acordo com a Red List da ONG World Conservation Union (UICN), o país tem quase 70% de suas espécies vegetais ameaçadas.

Estimativas recentes indicam que aproximadamente a cada quatro segundos, um hectare de floresta tropical é perdido, e até o ano 2050, 60.000 espécies de plantas terão sido extintas (Trankina, 1998).

Segundo Beachy (1992) 40% das florestas foram destruídas entre 1940 e 1980, com uma taxa de extinção de cerca de 50 espécies por dia.

No Brasil não tem sido diferente, os seus maiores biomas, Cerrado, Amazônia e Mata atlântica sofrem uma destruição cada vez maior. Em um estudo recente que utilizou imagens do satélite MODIS do ano de 2002, concluiu que 55% do Cerrado já foram desmatados ou transformados pela ação humana (Machado et al.,

2004), a floresta da Mata atlântica já perdeu mais de 93% de sua área (Myers et al., 2000) e menos de 100.000km2 de vegetação remanesce.

Na Amazônia mais de 67 milhões de hectares (2004) já foram desmatados (Homma, 2005).

A exploração das empresas e a biopirataria também tem causado prejuízos no Brasil, não somente à flora, mas principalmente ao conhecimento tradicional da biodiversidade e aos povos tradicionais que dela dependem. Uma das causas da degradação está no fato de que muitas plantas medicinais são colhidas no seu meio natural, em vez de serem cultivadas, Muitas plantas são exploradas indevidamente por vendedores autônomos ou como são conhecidos

"raizeiros". Estes por sua vez não têm o conhecimento necessário sobre coleta ou conservação de plantas medicinais, assim como muitos tem dificuldades de reconhecer uma planta de uso medicinal, comercializando plantas sem eficácia comprovada ou plantas com identificação incorreta. Além deste fator que coloca em risco a saúde de seus compradores, existe outro problema que é o beneficiamento incorreto e o mau armazenamento das plantas, pela possibilidade de contaminação com microrganismos e insetos.

Soluções

As soluções a serem apresentadas para este problema são simples e eficazes, embora necessite de uma união de esforços tanto do poder público quanto de entidades civis e comunidade em geral.

O primeiro passo para se proteger as plantas medicinais em cada ecossistema é fazer um levantamento para determinar quais são as plantas.

Esse levantamento deve ser feito nos ecossistemas presentes na região de atuação e também na região urbana para se determinar quais plantas estão sendo comercializadas na cidade.

A Educação Ambiental no sentido de proteção das espécies deve ser a principal ação de qualquer projeto conservacionista. Os coletores autônomos devem ser capacitados tanto quanto à coleta dessas plantas no seu habitat, quanto ao cultivo e beneficiamento dessas plantas, sempre no sentido de se evitar o desaparecimento das plantas do seu local de origem.

O incentivo a pesquisa nas universidades locais, principalmente em relação ao cultivo de espécies medicinais nativas deve ser incentivado, assim como outros projetos como levantamento etnobotânico e identificação de espécies. Deve-se levar em consideração que para se proteger uma planta em perigo, o uso de outras plantas em menor risco deve ser estimulado. A casca de um árvore, por exemplo, nunca deve ser fonte de coleta, a não ser que exista um plano de manejo para cada espécie, pois as suas partes coletadas podem deixar cicatrizes para a entrada de organismos que poderão destruir a planta em poucos anos.

Um outro exemplo seria a coleta de raízes, que pode levar a extinção da espécie no local, pois assim se retira a principal forma de desenvolvimento vegetativo da planta. As flores, frutos e sementes podem ser retirados, mas somente a partir do momento que se iniciarem a propagação em viveiros dessas espécies, pois assim o homem poderá introduzir as plantas que estariam sendo propagadas pela dispersão das sementes.

Políticas públicas e fiscalização devem andar juntas no sentido da regulamentação da comercialização dessas plantas na venda informal no município. A criação de reservas naturais de plantas medicinais silvestres e A promoção do cultivo de pelos agricultores locais também pode colaborar no sentido de preservação. A garantia da não superexploração significa que as plantas permaneceram disponíveis para a comunidade local assim como para os próprios coletores dessas plantas, mantendo contínua a sua fonte de renda.

Conclusão

A orientação sobre o uso das plantas medicinais, tem potencial para ser uma grande força motivadora para a conservação da natureza. A melhoria da saúde, uma fonte de renda e a manutenção de tradições culturais são importantes para todos e devemos estar envolvidos em motivar as pessoas a conservar as plantas medicinais e, por conseguinte, o habitat onde são encontradas.

Plantas **ameaçadas de extinção** de acordo com o IBAMA.

A vergateza ou catuaba Anemopaegma arvense (vel Stel f. ex de Souza, família Bignoniaceae).

É afrodisíaca, no tratamento da impotência e como estimulante do sistema nervoso. As partes usadas da planta são a casca e a raiz em infusão.

O Pau-rosa Aniba rosaeodora Ducke, é uma espécie importante economicamente para a Região Amazônica, porque sua madeira é fonte de linalol, insumo utilizado pelas perfumarias.

Myracrodruon urundeuva Fr. Al ., é conhecida popularmente como aroeira- do-sertão. As cascas do caule empregadas em disenterias e em úlceras gastroduodenais.

Berthol etia excelsa H.B.K (Lecythidaceae) é uma planta típica da floresta amazônica conhecida popularmente como castanheira. Na medicina popular a casca do caule deste vegetal é utilizada como chá ou sumo para o tratamento de moléstias crônicas do fígado e como antimalárica, e a água do fruto contra hepatite.

Byrsonima coccolobifolia é conhecida popularmente como "murici" ou "sumanera", é uma planta que ocorre principalmente nas regiões Norte e Nordeste do nosso

país. A infusão das folhas e cascas são empregadas pela população para o tratamento de disfunções gástricas e ainda como anti-diarreico.

Caesalpinia echinata, o pau-brasil, é uma árvore pertencente à família das Leguminosas, subfamília Caesalpinoidae. É usada como adstringente e diurética, está sendo pesquisada para tratamentos contra o câncer.

Camarea affinis A. St.-Hil. Malpighiaceae pé-de-perdiz inflamações uterinas,

partos.

O pequi (Caryocar brasiliense Camb.) é um fruto do cerrado muito conhecido na culinária regional. O óleo de sua polpa, além de conter antioxidantes naturais, é também usado na medicina popular para sanar diversos tipos de afecções.

Casearia pauciflora Cambess Flacourtiaceae utilizada como depurativa do sangue e, também, o suco de suas folhas serve para mordeduras de cobras.

Cochlospermum regium, conhecida no cerrado mato-grossense como algodão do campo, é utilizada na medicina popular para o tratamento de inflamações e para a limpeza do sangue houve comprovação de efeito analgésico e anti edematogênico e de atividade antibacteriana em Staphylococcus aureus e Escherichia coli.

O faveiro-de-wilson (Dimorphandra wilsoni Rizz.) é uma leguminosa arbórea, encontrada na região de Paraopeba, no Estado de Minas Gerais, que possui boas propriedades medicinais, pois apresenta em seus frutos potencial para extração de glicosídeos flavonoides, especialmente a rutina.

Gal esia gorazema (Vel .) Moq., Crataeva gorazema Vel . Família: Phytolaccaceae, guararema, ibirarema, pau-de- mau-cheiro, árvore-de-alho, ubaeté.

Medicinalmente é utilizado o chá das raízes, casca e folhas, para o tratamento do reumatismo e úlceras. O

chá das folhas é utilizado no combate à gripe.

O cozimento das folhas e raspas da madeira é usado para banhar tumores. A cinza, rica em potássio, é muito procurada para o fabrico de sabão.

O jatobá (Hymenaea courbaril L.) é considerado uma espécie rara e naturalmente de baixa densidade (Clay et al., 2000). Pertencente à família Caesalpiniaceae do jatobá são aproveitadas todas as partes (resina, casca, raízes, polpa dos frutos e seiva), seu principal uso é medicinal, sendo utilizadas contra afecções pulmonares de modo geral, dores e cólicas estomacais, como vermífugo e anti-diarreico, anti oxidante, diurético, expectorante e hepatoprotetor.

Um grande número de Ipomoea vem merecendo especial interesse dos pesquisadores, por causa da presença de alcaloides do tipo indólico com atividade antitumoral. Nosso interesse tem sido verificar o potencial dessas.

Krameria tomentosa St. Hil. carrapicho-de-cavalo KRAMERIACEAE RATÂNIA: [folhas e flores]

Adstringente, usado em casos de diarreia e disenteria.

Lychnophora ericoides Martius é uma espécie arbustiva, é conhecida como arnica de Goiás, arnica do campo, candeia, candieiro, pau de candeia e veludinho, e é utilizada tradicionalmente na forma de tintura para o tratamento de hematomas, contusões, dores musculares, varizes e também como anti-inflamatório.

Maytenus ilicifolia Celastraceae possui atividade antitumoral, antiácida, antiulcerogenica e anti nflamatória.

Uma espécie de Lauraceae, a Ocotea pretiosa (Nees.) Mez., é bastante abundante no vale do rio Itajaí-Açú, no estado de Santa Catarina, sendo do arraste a vapor de seu tronco e lenho que se produz, no Brasil, o óleo de Sassafraz, cujo teor em 1 é superior a 90%.

Benjoeiro, Estoraqueiro Pamphylia aurea (Mart.) Mart. Styracaceae, parte usada: resina, doenças antiblenorrágica, anti úlcera, calmante, doenças respiratórias, leucorreia, rouquidão, tosse, tumor.

Uma das drogas mais importantes em oftalmologia é derivada das folhas de um arbusto da família dos citros, colhidas por índios e camponeses nas florestas do Brasil. Jaborandi (Pilocarpus spp.; Rutaceae –

Pilocarpinae).

Pouteria ramiflora e P. gardneri família Sapotaceae podem ser encontradas no Cerrado do Distrito Federal, Brasil. Pouteria torta (Mart.) Radlk e P. caimito (Ruiz

&Pav) Radlk podem ser encontradas em todo o Brasil.

Ainda que não exista uma política de exploração comercial dos frutos de P. torta, P. caimito e P. ramiflora, as populações residentes no Cerrado usam tais espécies como alimentos e remédio caseiro. A casca da árvore P. torta, é utilizada como remédio contra desinteria. As raízes e a casca de P. ramiflora, chamadas de são usadas como remédios contra disenteria, bem como vermífugo.

Pouteria caimito, conhecida como abiu, também é útil em disenteria, além de afecções pulmonares e contra malária.

A Ipecacuanha (Psychotria ipecacuanha) é uma planta da família Rubiaceae, muito comum no Brasil. As suas raízes contém um poderoso emético (estimulante do reflexo do vômito) também denominado Ipecacuanha.

A metano também é usada contra a amebíase, pois atua como limitador na formação das proteínas, além de efeitos circulatórios.

Spiranthera odoratissima A. St. Hil aire (Família Rutaceae), planta arbustiva conhecida como Manacá, cresce em cerrado ralo na região central do Brasil.

O chá da raiz é usado para dores de estômago ou musculares e disfunções hepáticas. No estado de Goiás, suas raízes são utilizadas para o tratamento de reumatismo. Resultados anteriores mostraram que o extrato etanólico da raiz (EER) apresenta atividade anti nflamatória.

Stryphnodendron adstringens (Mart.)

Covil e (Leguminosae), distribuído pelo cerrado, sua casca contém tanino, é usado contra leucorreia, diarreia, antiparasitária e anti nflamatório.

Zeyheria montana da família das Bignoniaceae, bolsa de pastor, suas raízes são usadas contra doenças de pele.

Jujuba planta cosmética com mil e uma utilidades.

Zizyphus jujuba Mil er

Sinonímias: Zizyphus sativa Gaertner, Zizyphus vulgaris Lam.

Nome comum: Jujuba.

Ziziphus jujuba é uma planta nativa da China pertence ao gênero Ziziphus

(Rhamnaceae) e é muito comum na China e Coreia do Sul (Zhao et al. 2006). É distribuída principalmente nas regiões tropicais e subtropicais da Ásia e América, utilizada na medicina popular para curar vários tipos de doenças. A jujuba chinesa tem uma história de mais ou menos 4000 anos (Yan & Gao, 2002), usada como alimento, aditivo, flavorizante e medicinal (Li et al., 2007). Planta nativa e naturalizada em vários países da Ásia e África, as sementes são comestíveis e recomendadas para casos de insônia (Tripathi et al., 2001).

Cinco cultivares de jujuba são

plantados na China:

- Zizyphus jujuba cv. Jinsi Xiaoxiao Hort.,

- Zizyphus jujuba cv. Jianzao,

- Zizyphus jujuba cv. Yazao,

- Zizyphus jujuba cv. Junzao

- Zizyphus jujuba cv. Sanbianhong (Li et al., 2007).

Outras variedades foram citadas nos trabalhos:

- Zizyphus jujuba Mil . cv. Dongzao (Zhu et al., 2009).

- Zizyphus jujuba Mil . var. inermis Rehd (Kima et al., 2006).

- Zizyphus jujuba var. spinosa (Bunge) Hu.et H.f.

Chou (Liu et al., 2007).

O fruto da jujuba é saboroso e muito utilizado pelo seu valor nutricional. Tem sido comumente usada com fins medicinais como analéptica, paliativa e béquica (Yan & Gao, 2002). A semente seca de Zizyphus jujuba Mil var.

spinosa, é conhecida por conter uma grande quantidade de ingredientes ativos de importância farmacológica.

Esta semente tem sido utilizada como analgésica, tranquilizante e anticonvulsivante em países do oriente como Coréia e China por pelo menos 2500

anos, e também tem sido prescrita para o tratamento da insônia e da ansiedade (Peng & Zhu, 2001). Dentre os seus efeitos aumenta a duração do pentobarbital usado para induzir ao sono (Adzu et al., 2002), inibe a excitação causada por cafeína e prolonga a ação do hexobarbital também usado para induzir ao sono (Chung & Lee, 2002). Outro trabalho indicou que o extrato aquoso teve efeitos ansiolíticos em ratos (Ahn et al., 2004). O extrato das folhas de jujuba junto com folhas de

Azadirachta indica Juss (Neem) reforçam e tonificam os cabelos
(Parveen et al., 2007). A decocção dos frutos é utilizada para tratar
a diabetes (Ugurlu & Secmen, 2008). Os frutos são utilizados para
melhorar a memória e a cognição em pessoas com idade mais
avançada (Adams et al., 2007). Possui atividade de estabilização
dos neurônios (Heo et al., 2003). O fruto seco é utilizado como
mitigativo, tônico e diurético (Ahn et al., 2004). É usado na
medicina popular no tratamento de problemas digestivos e do
fígado, fraqueza, obesidade, problemas urinários, diabetes,
doenças de pele, febre, diarreia e insônia (Han et al., 2007). Os
frutos possuem a propriedade de purificar o sangue e melhorar a
digestão. As raízes são utilizadas contra febre e para curar feridas e
úlceras. A casca é usada para tratar a diarreia (Tripathi et al.,
2001).

As diferentes partes da planta possuem múltiplas propriedades
como, anti-fertilidade, analgésica e antidiabetes (Erenmemisoglu
et al., 1995).

Um trabalho recente reportou que os flavonoides e alcaloides da
semente possuem atividade inibitória sobre o sistema nervoso
central (Park et al., 2004).

Também foi demonstrado que extratos etanólicos e metanólicos
possuem efeito ansiolítico (Han et al., 2007).

Esta planta é rica em metabólitos secundários como flavonoides,
alcaloides e triterpenos (Cheng et al., 2000), flavonoides
glicosídeos, alcaloides, ésteres

triterpênicos e comumarinas (Souleles and Shammas, 1998).
Alcalóides ciclopeptídeos têm sido reportados nesta planta
(Schmidt et al., 1985).

Entre os princípios bioativos, os polissacarídeos se destacam como
os mais importantes constituintes dos frutos (Yamada et al., 1985).
Foram isolados vários compostos de diferentes espécies do gênero
Zizyphus tais como, peptídeos, esteroides, taninos, ácido
betulínico e glicosídeos saponinas triterpenoidais (Shahat et al.,

2001; Tripathi et al., 2001). Os frutos contêm espiosina e o jujubosideo que possui a propriedade de inibir a hiperatividade hipocampal (Shou et al., 2002), o jujubosideo é uma saponina que possui forte atividade hemolitica (Sparg et al., 2004).

E Naturopatia, você conhece?

A Naturopatia também é chamada de medicina naturopata ou medicina natural, é um sistema alternativo que se baseia em remédios naturais e a capacidade do corpo para curar e se manter constantemente saudável. Esse sistema se baseia na ideologia de tratamentos naturais e o mínimo de agressão ao organismo, acreditando no poder de cura

"da natureza". Tratamentos como drogas sintéticas, radioterapia e cirurgias complexas são evitadas, e a rejeição da ciência e da medicina moderna a favor de um ponto de vista intuitivo e vitalista do corpo e da natureza é muito comum no Brasil.

A prevenção através da redução do stress e uma dieta saudável e estilo de vida é enfatizada. A filosofia da A prática naturopática é descrita por seis valores fundamentais.

1. Não causar danos ao organismo, cuidados de saúde mais eficazes com menor risco para os pacientes em todos os momentos.

2. Reconhecer, respeitar e promover o auto-poder de cura da natureza própria de cada ser humano.

3. Identificar e eliminar as causas das doenças, ao invés de eliminar ou suprimir os sintomas.

4. Educar e incentivar a auto-responsabilidade para a saúde.

5. Tratar cada pessoa, considerando todos os fatores de saúde individual.

6. Enfatizar a condição de saúde para promover o bem-estar e prevenção de doenças para o indivíduo.

É um sistema de cura e de crenças que se desenvolveu ao longo do tempo em diferentes culturas e partes do mundo. A Naturopatia visa apoiar a

capacidade do corpo para curar-se através do uso de dieta e mudança no estilo de vida em conjunto com terapias complementares, como ervas e massagens.

A ênfase é sobre o apoio à saúde ao invés de combater a doença. A Naturopatia utiliza uma abordagem holística e uso mínimo de cirurgia e drogas e compreende várias modalidades de tratamento.

Plantas medicinais não convencionais.

Acanthospermum hispidum (DC).

Carrapicho-de-carneiro, chifre-de-garrote, cabeça-de-garotinho.

Acanthospermum hispidum (sin. Acanthospermum humile Eggers) é uma planta anual da família Asteraceae, é nativa da América Tropical. Esta A planta é citada como uma erva daninha na cultura do algodão no Brasil, e também é utilizada como uma planta medicinal.

É uma planta adaptada a uma ampla variação de solos e condições climáticas. É adaptado a solos de textura leve, mas também cresce bem em solos pesados. É

comumente encontrados em culturas cultivadas, nas estradas, em pastagens e em áreas abandonadas.

Ambas as sementes e folhas contêm ácidos fenólicos que possuem efeito alelopático para outras plantas (Holm et al., 1997). Também considerada uma erva daninha de culturas e um sério empecilho aos produtores de lã (Smith, 2002).

Esta planta se propaga quando adere ao vestuário, à pele, etc, ou como um contaminante de outras culturas.

As sementes flutuam e também podem ser carregadas por enxurradas, possuem um tempo de vida relativamente curto, aproximadamente, três anos (Smith, 2002).

- Antimalárica contra Plasmodium falciparum (Sanon et al., 2003).

- Tratamento da diarreia (Aguda et al., 2005).

- Doenças da pele e febre, lepra e blenorragia.

Atividade antiviral, inibição da alphaherpesvirus (Summerfield et al., 1997).

- Antimalárica (Carvalho et al., 1991).

- Atividades antibacterianas e antifúngicas (Hoffman et al., 2004).

Ageratum conyzoides L.

Erva-de-são joão, mentraço, mentraste.

Pressão alta, tratamento de má digestão, tosse, analgésica, anti-inflamatória, diarreia, analgésico, tratamento de pressão alta.

- Antibacteriana: Staphylococcus aureus, Yersinia enterocolitica, Salmonel a gal inarum e Escherichia coli (Okwori et al., 2007).

- Proteção do sistema gástrico (Shirwaikar et al., 2003).

- Inibe as reações inflamatórias (Magalhães et al., 1998).

- Atividade contra Staphylococcus aureus, Aspergil us fumigatus e Candida sp.

- Cicatrizante (Oladejo et al., 2003).

- Anti nflamatória (Moura et al., 2005).

- Anti espasmódica (Margort e Silva et al., 2000).

Bidens pilosa L.

Picão, carrapicho-agulha,picão-branco, picão-da-praia, picão-preto, picão-roxo.

Antibiótico, anti nflamatório, congestão, garganta, infecção de ovários, inflamação nos ovários, medicinal, hepatite, inchaço, ferida, picada de inseto, anemia, hepatite, cicatrizante de umbigo de bebê, depurativo, diabete, icterícia, hemorróida, hepatite, vulnerário, cicatrizante e em gargarejos nas anginas simples e amigdalites, glândulas ingurgitadas, icterícia, lesões de pele, inflamação, problemas de pressão e renais.

- Anti alergênica, anti histamínica (Li et al., 2006).

- Anti febrifuga (Sundararajan et al., 2006)

- Anti úlcera, anti diarreia (Lans, 2007; Atta et al., 2005; Tan et al., 2000).

- Anticancerígena (Kviecinski et al., 2008)

- Anticancerígena e antileucêmica (Sundararajan et al., 2006; Wu et al., 2004; Chang et al., 2001; Wang et al., 1997; Álvarez et al., 1996; Wat et al., 1979).

- Antidiabética, hipoglicemica (Lans, 2006; Chang et al., 2007; Chiang et al., 2007; Chang et al., 2005; Chang et al., 2004; Alarcon et al., 2002; Ubil as et al., 2000).

- Anti-inflamatória, relaxante muscular e analgesica (Yoshida et al., 2006; Nguelefack et al., 2005; Chang et al., 2005).

- Antimalárica (Oliveira et al., 2004; Andrade-Neto et al., 2004; Sarker et al., 2004; Brandão et al., 1997).

- Antimicrobiana (Rojas et al., 2006; Khan et al., 2001; Chariandy et al., 1999).

- Atividade antiviral contra a infecção do HSV-2 (Chai et al., 2003).

- Hipotensiva (Dimo et al., 2003; Dimo et al., 2001; Dimo et al., 1999).

- Imunoprotetora e antioxidante (Chang et al., 2005; Chiang et al., 2007; Yang et al., 2006; Abajo et al., 2004; Chang et al., 2004).

Porophyl um ruderale

Picão, picão-branco.

- Anti-inflamatória (Souza et al., 2003).

- Leishmanicida (Leishmania amazonensis) (Jorge et al., 1999).

Vernonia polyanthes

Assa-peixe.

Febre de dentição.

- Antiulcerogênica (Barbastefano et al., 2007).

- Analgésica, anti mutagênica (Benfatti et al., 2002).

- Leishmanicida (Leishmania amazonensis) (Braga et al., 2007).

Wedelia paludosa (Acmel a brasiliensis) Mal-me-quer, arnica-do-mato.

Machucado.

- Antinociceptivo (Block et al., 1998a).

- Analgésica, antimicrobiana e anti diabética, tripanosomicida, relaxante

muscular (Bürger et al., 2005).

- Hepatoprotetora (Meotti et al., 2006).

- Antifúngica (Sartori et al., 2003).

- Hipoglicemiante (Novaes et al., 2001).

Chenopodium ambrosioides L. Sin. Chenopodium L. var anthelminthicum A. Gray.

Mastruz, erva-de-santa-maria, mastruço.

Vermes e gripe, tosse, tratamento de dor de urina e dor de bexiga, vermes, calmante, lombriga, dor de barriga, vermífugo, antibiótico, inflamação de dente, cicatrizante, machucadura, vermífuga, antibiótico, expectorante, machucado, vermífugo, estômago, baque, tuberculose pneumonia,

Carminativa, diaforética, emenagoga, tônica, vermífuga, inseticida e empregada nos casos de bronquite e amenorréia, segundo Martius (citado em D'Ávila) auxilia também na expulsão do feto morto.

- Antihelmintica (Caval i et al., 2004).

- Antimicótica (Trychophyton mentagrophytes e Microsporum audouini), tripanossomicida (Kishore et al., 1996).

- Leishmanicida (Leishmania amazonensis) (Monzote et al., 2006).

- Pode causar dano genético, possivelmente pelo seu efeito genotóxico

(Gadano et al.,2002) - Vermífuga (MacDonald et al., 2004).

Plantago major L.

Transage, tansagem, transagem, tanchagem, tansagem-da-horta, tranchagem.

Anti nflamatório, azia, expectorante, garganta, gastrite, gripe, queimação no estômago, tosse, tosse seca, afta, inflamação de dente, gengiva e garganta, medicinal, tratamento de dor de urina e dor de bexiga, controlar pressão, inflamação e problemas de garganta.

- Antinociceptivo (Atta & El-Sooud, 2004).

- Pedras renais (Aziz et al., 2005).

- Doenças da pele, eczema (Duckett, 1980; Aliev, 1950).

- Bronquite crônica (Koichev, 1983; Matev et al., 1982).

- Anti-inflamatórios (Vigo et al., 2005; Herold et al., 2004).

- Diminui níveis de óxido nítrico (Vigo et al., 2005).

- Anti-câncer (Galvez et al., 2003).

- Antiviral (Chiang et al., 2002; Gomez-Flores et al., 2001)

- Não tem efeitos diuréticos (Doan et al., 1992).

Solanum americanum

Maria-preta, erva-moura.

- Protozoários, bactericida e fungicida, tripanomicida (Cáceres et al., 1998).

- Ativa contra Epidermophyton floccosum, e Cryptococcus neoformans (Cáceres et al., 1991; Muñoz et al., 2000).

Momordica charantia

Melão-de-são-caetano.

- Tratamento de feridas, eliminação de parasitas, emenagogo, anti viral, sarampo e a hepatite. Na medicina popular turca, os frutos maduros são usados externamente para cicatrização rápida das feridas e internamente para o tratamento de úlceras pépticas (Grover, 2004).

- Antibiótico, antimutagênico, antioxidante, anti leucêmico, antiviral, anti-diabético, anti tumor, aperitivo, afrodisíaco, adstringente, carminativo,

citotóxico, depurativo, hipotensor, hipoglicêmico, imuno-modulador, inseticida, lactagogo, laxativo, purgativo, refrigerante, estomáquico, tônico, vermífugo (Assubaie, 2004).

- Hipoglicêmica, anti-tumoral, abortifaciente (Ahmed, 1998).

Baccharis dracunculifolia

Alecrim-do-campo, vassourinha.

Problemas hepáticos, disfunções estomacais e como anti nflamatório, para feridas (Freise, 1933) citado por Fenner, et al. 2006), antifebril (Rodrigues & Carvalho, 2001).

- Potencial efeito antimutagênico (Resende, 2007).

- Atividade anti nflamatória do (Menezes, 2005).

- Atividade anti leucemia (Fukuda, et al., 2006).

- Úlceras gástricas (Lemos et al. 2007).

- Atividade anti-cáries (Leitão et al. 2004).

- Atividade tripanomicida (Silva Filho et al., 2004).

Amaranthus hybridus L.

Caruru.

- Adstringente (Tanaka, 1976).

- Problemas intestinais, diarreia, menstruação excessiva (Foster & Duke, 1990).

Amaranthus spinosus

Caruru-de-espinho.

- Cataplasma para ossos fraturados (Duke & Ayensu, 1985).

- Adstringente, diaforetico, diurético, emoliente, febrífugo e galactogogo

(Grieve, 1984).

- Diarreia e menstruação excessiva (Bown, 1995).

Sonchus oleraceus

Serralha, serralha-verdadeira.

- A planta é emenagoga e hepática, uma perfusão é usada para levar a uma menstruação tardia e para tratar a diarreia, o látex é usado como uma cura para o vício do ópio (Moerman, 1998).

- O látex na seiva é usado no tratamento de verrugas, possui atividade anticancerígenas, (Duke & Ayensu, 1985)

- As folhas são aplicadas como um cataplasma para inchaços inflamatórios (Grieve, 1984).

- A infusão das folhas e raízes é febrífuga e tônica (Chopra et al., 1986).

Emilia sonchifolia

Falsa-serralha, serralhinha, serralha-vermelha.

- O chá feito das folhas é utilizado no tratamento da disenteria (Duke & Ayensu, 1985).

- O sumo das folhas é utilizado no tratamento de inflamações oculares, cegueira noturna, cortes e feridas e feridas orelhas (Chopra et al., 1986).

- A planta é adstringente, depurativa, diurética, expectorante, febrífuga e sudorífica, o sumo da raiz é utilizado no tratamento da diarreia, as flores são mastigadas e mantidas na boca por cerca de 10

minutos para proteger a decadência dos dentes (Manandhar, 2002)

- Atividades antioxidantes e anti-inflamatórias (Shylesh

& Padikkala, 1999).

- Atividade antitumoral (Shailesh & Parikkala, 2000).

- Propriedade anti-inflamatória (Muko & Ohiri, 2000).

Boerhavia diffusa

Erva-tostão, amarra-pinto.

- As raízes são diuréticas, emética, expectorante, laxante e estomáquica, usados no tratamento da asma, edema, anemia, icterícia, inflamações do aparelho urinário (Chopra et al., 1986).

- Anti-diabética (Amarnath & Pari, 2003).

Glossário

Emenagogo: aumenta a menstruação e pode causar aborto.

Tônico: melhora a saúde em geral e é estimulante.

Blenorragia: gonorreia.

Adstringente: contrai, estreita, reduz, produz constrição, união, ligação; que contrai os tecidos e vasos sanguíneos, diminuindo a secreção das mucosas; contrai ou recobre os tecidos orgânicos, diminuindo as secreções ou formando camada protetora; contraem os tecidos, combatendo diversas moléstias inflamatórias da boca, garganta, intestinos, órgãos genitais; provoca contração das mucosas, dos vasos e dos tecidos.

Emoliente: ajudar a hidratar a pele e restaurar a oleosidade perdida devido ao ressecamento, atua contra dermatite e hidratar pés ressecados, e psoríase.

Diaforético: aumenta a transpiração e o suor.

Abortifaciente: causa aborto.

Antinociceptivo: combate a dor.

Hipotensiva: abaixa a pressão.

Espasmódica: relaxa espasmos musculares e acalma irritação nervosa.

Emética: induz o vômito.

Metabolismo secundário em plantas medicinais.

Os produtos naturais são moléculas pequenas encontradas em vários tipos de organismos tais como bactérias, fungos, plantas e outros. São utilizados no tratamento de problemas de saúde para os humanos, incluindo doenças infecciosas, neurológicas, cardiovasculares, metabólicas e oncológicas

(Zhou et al. 2008).

As plantas produzem uma grande variedade de compostos químicos, os quais são divididos em dois grupos, metabólitos primários e secundários. O

O metabolismo primário é considerado como uma série de processos envolvidos na manutenção fundamental da sobrevivência e do desenvolvimento, enquanto o metabolismo secundário consiste num sistema com importante função para a sobrevivência e competição no ambiente (Dixon 2001).

Os metabólitos secundários nas plantas são compostos químicos não necessários para a sobrevivência imediata da célula, mas serve como uma vantagem evolucionária para a sua sobrevivência e reprodução. Alguns metabólitos secundários só estão presentes em determinadas espécies e cumprem uma função ecológica específica, como por exemplo, atrair os insetos para transferir-lhes o pólen ou a animais para que estes possam consumir seus frutos e assim poder disseminar suas sementes. Também podem atuar como pesticidas naturais de defesa contra herbívoros e microorganismos patogênicos, além de agentes alelopáticos (responsáveis por favorecer a competição com outras plantas), também podem sintetizar metabólitos secundários em resposta a dano em algum tecido da planta, assim como proteção para a luz UV e outros agentes físicos agressivos, incluindo sinais para a comunicação entre plantas com microrganismos simbiontes.

Além disso, os produtos secundários das plantas compreendem uma riqueza de compostos interessantes para o ser humano, pois tem grande aplicabilidade por seus efeitos terapêuticos.

Os metabólitos secundários têm a característica de se acumularem em órgãos específicos ou em certas fases do desenvolvimento, eles representam menos de um por cento do total da massa seca.

Alguns compostos são abundantes em várias espécies de plantas, tais como muitos compostos fenólicos.

Entretanto os alcaloides são produzidos por algumas famílias ou por determinadas espécies.

Aproximadamente 100.000 metabólitos já são conhecidos, com cerca de 4.000 novos que estão sendo descobertos a cada ano (Verpoorte et al. 2000). Existe grande quantidade de tipos de metabólitos secundários em plantas e podem ser classificados segundo a presença ou não de nitrogênio na sua composição.

Os três grupos de metabólitos secundários mais importantes em plantas são os terpenos (um grupo dos lipídios), compostos fenólicos (derivados dos carboidratos) e os alcaloides (derivados dos aminoácidos, principais constituintes das proteínas).

Os terpenos derivam do isopentenil difosfato (IPP) e se conhecem 25.000 estruturas.

Os alcaloides, em torno de 12.000, contém um ou mais átomos de nitrogênio e derivam principalmente dos aminoácidos. Aproximadamente 8.000 compostos fenólicos são provenientes das vias biossintéticas do shikimato ou do malato/acetato. Muitos são importantes como toxinas ou inibidores de alimentação e assim podem contribuir à sobrevivência da planta.

Existem metabólitos secundários que têm estruturas ou origem similar aos primários, exercendo funções semelhantes, como por exemplo, o ácido caurenoico e o ácido abiótico, ambos formados por uma sequência de reações enzimáticas semelhantes. O ácido caurenoico é considerado um metabólito primário porque é um intermediário essencial na síntese de giberelinas (hormônio), o ácido abiótico é um componente da resina de alguns grupos de Fabaceae e Pinaceae, sendo por tanto um metabólito secundário.

Outro exemplo é a prolina, considerada como um metabólito primário, análogo ao ácido pipecólico, um alcaloide. A lignina é um polímero estrutural essencial da madeira e é o segundo composto mais abundante nas plantas depois da celulose, considerado mais um metabólito secundário que primário, pois para as plantas não vasculares, a lignina não é um composto essencial na sua sobrevivência.

Melão-de-são-caetano (*Momordica charantia L.*), uma planta com potencial para a economia agrária e saúde

alternativa.

Introdução

A medicina alternativa através da utilização das ervas medicinais permanece como uma das formas mais comuns de terapia disponíveis às populações de todo mundo. De acordo com a "World Health Organization", aproximadamente três quartos da população mundial usam atualmente ervas e outras formas de medicina tradicional para tratar das doenças (Rao, 2004).

Em países em desenvolvimento 80% da população continua a usar a medicina tradicional na solução dos problemas básicos de saúde. Na década passada, consequentemente, várias pesquisas enfocaram na avaliação científica de drogas tradicionais de plantas (Grover, 2004).

Nos países orientais, situados em regiões tropicais e subtropicais, há muitos recursos herbais que são considerados como alimentos e como auxiliares nos tratamentos de saúde, e acredita-se que os hábitos de consumo destas ervas rendem inúmeros efeitos benéficos à saúde humana (Dubick, 1986).

Ecologia

Momordica charantia L. é uma espécie pertencente à família das cucurbitáceas, muitas espécies desta família são comestíveis e reúnem importante valor econômico no Brasil, especialmente aquelas dos gêneros Cucurbita, Momordica, Fevil ea e Sechium (Di Stasi, 2002).

Possui as seguintes sinonímias: Momordica chinensis, M. elegans, M. indica, M. operculata, M. sinensis, Sicyos fauriei.

É uma espécie vegetal silvestre comumente encontrada em áreas urbanas e rurais, sendo conhecida e utilizada por suas propriedades medicinais (Ribeiro, 2003, Giron et al., 1991; Lans e Brown, 1998).

É usada tradicionalmente na medicina caseira em países como Brasil, China, Colômbia, Cuba, Gana, Haiti, Índia, México,

Malásia, Nova Zelândia, Nicarágua, Panamá e Peru (Grover, 2004).

A planta cresce em áreas tropicais na Ásia, na Região Amazônica, no leste da África e nas Ilhas do Caribe. É

cultivada em todo o mundo para o uso como planta medicinal (Ahmed, 1998). Este vegetal é cultivado também no sul de Kyushu, Japão, devido ao clima subtropical (Senanayake, 2004).

O nome latin Momordica significa "mordida", referindo-se às bordas da folha que parecem que foram mordidas. É uma planta revolucionária pela sua versatilidade como alimento e em aplicações terapêuticas (Assubaie, 2004).

A forma de erva daninha pode ter sido trazida junto com sementes de outras culturas e transformou-se em um problema em plantações por todo o mundo (Robinson e Decker-Walters, 1996).

É tolerante a um número variável de ambientes (Lim, 1998) e pode crescer em climas tropicais e subtropicais (Reyes et al. 1994).

É uma planta daninha bastante frequente em pomares, cafezais, sobre cercas e alambrados e em terrenos baldios. Ocorre virtualmente em todas as regiões habitadas do país (Lorenzi, 2000).

As práticas culturais são similares ao do pepino (Reyes et al. 1994).

O fruto imaturo do melão amargo é valorizado pelo seu sabor amargo, é geralmente consumido fresco (inteiro ou em fatias), mas pode também ser feito como pickles, conservado em salmoura. São embalados em caixas com 5 quilogramas do produto e vendidos em Melbourne e em Sydney como uma planta medicinal (Vinning 1995).

Botânica

M. charantia é uma planta trepadeira, originária do leste indiano e sul da China, é uma planta monoica com flores amarelas isoladas nas axilas das folhas (Robinson e Decker–Walters 1997). Todas as partes da planta, incluindo o fruto, possuem sabor amargo. O fruto é oblongo e assemelha-se a um pepino pequeno, o fruto novo é verde que muda para uma tonalidade alaranjada quando maduro (Grover, 2004).

As folhas são membranosas, lisas, pilosas e lobadas com cinco a sete lóbulos (comprimento aproximadamente 3-6 cm); gavinhas simples, longa, delicada, pubescente. As flores amarelas saem das axilas da folha, tem cinco pétalas, são amarelas arredondadas ou recortadas nas pontas e até 1 cm de comprimento, as sépalas são ovais com cerca de 4,5

milímetros de comprimento, possuem pequenos pistilos alaranjados brilhantes e estame no centro (diâmetro aproximado 1,5 cm), são monoicas, as masculinas são solitárias, em pedúnculo com bráctea reniforme, glabros ou ligeiramente pubescentes; corola irregular, amarelo limão; flores fêmeas nos pedúnculos delgados longos de 5-10 cm, brácteas geralmente perto da base. Os frutos abrem como se estivessem estourando, mostrando a casca alaranjada brilhante e a polpa alaranjada contém os arilos vermelhos brilhantes que envolvem as sementes. A haste do fruto de comprimento aproximadamente 2,5 cm é pilosa, muito pilosa na extremidade terminal.

As sementes são achatadas, oblongas, bidentadas na base e no ápice, coloração creme ou acinzentada (Corrêa Júnior et al 1994, Di Stasi, 2002).

Existem três grupos ou tipos horticulturais de frutos, o pequeno, 10-20 cm, 0,1-0,3 quilogramas de peso, verde geralmente escuro, o fruto é muito amargo; tipo longo o mais comercializado na China, 30-60 cm, 0,2-0,6

quilogramas de peso, cor verde com protuberâncias de tamanho médio, ligeiramente amargo; e fruto do tipo triangular, 9-12 cm de comprimento, 0,3-0,6 quilogramas de peso, verde escuro com tubérculos proeminentes, moderado a fortemente amargo.

(Yang e Walters, 1992).

Cultivo

Esta planta se desenvolve bem a uma temperatura mínima de 18°
C (Larkcom, 1991), atingindo um estágio ótimo entre 24-27° C
(Desai e Musmade, 1998). Tem o crescimento máximo em
temperaturas dia/noite 28-35/20-25° C e redução severa no
crescimento em temperaturas da noite 16° C, requer mais calor do
que as outras espécies de cucurbitáceas para atingir o máximo
rendimento (Larkcom 1991), mas é também mais resistente às
temperaturas baixas.

(Desai e Musmade 1998). O pH ótimo é entre 6,0-6,7 (Desai e
Musmade, 1998). Se for feita calagem, deve ser feito bem antes da
aplicação inicial do fertilizante.

Cresce melhor em um solo arenoso drenado, rico em matéria
orgânica, mas tolera vários tipos de solos (Cantwel et al. 1996,
Reyes et al. 1994). As mudas podem ser produzidas em
sementeiras no solo ou suspensas (Lim 1998). O esterco de galinha
pode ser usado como fertilizante, enterrando-se e molhado 2-4

semanas antes de transplantar ou de semear, as sementes perdem
rapidamente a viabilidade, assim a pré-germinação é recomendada,
com exceção da semente muito fresca. Estas devem ser embebidas
24 horas e envoltas em toalha de papel úmido, e em seguida deve
ser mantida em um saco plástico 26-29°C

para a germinação de um a dois dias (Larkcom, 1991).

A germinação cessa fora das temperaturas entre 10-50°C (Singh,
1991). A porcentagem de germinação pode ser aumentada
embebendo as sementes em 1%

KNO3 (Devi e Selvaraj, 1994). As sementes devem ser
germinadas em sementeiras ou diretamente no campo se a
temperatura estiver alta (Larkcom, 1991). As plântulas emergem
5-7 dias após a semeadura (Reyes et al., 1994). Requerem a
proteção do sol, do vento, e do frio excessivo (Desai e Musmade,
1998). O peso da semente varia entre 6.000 (Desai e Musmade,

1998) e 17.000 sementes/kg (Reyes et al., 1994). A densidade de plantio deve ser 50cm entre plantas e 2-3 m entre fileiras. A melhor densidade de plantas varia com a cultivar, de 6.500 a 11.000

plantas/ha (Reyes et al., 1994) ou de 20.000 plantas/ha (Huyskens et al., 1992).

Se o solo for altamente fértil e preparado com bastante matéria orgânica, uma nutrição adicional não tem necessidade (Larkcom 1991). Se não adicionar Nitrofoska até que a planta alcance a altura da treliça, então pode ser aplicado nitrato de potássio até que floresça. A aplicação do nitrogênio deve ser reduzida durante o aparecimento dos frutos.

A adição de nitrato de cálcio melhora a vida útil, possivelmente solidificando a epiderme e reduzindo a produção do etileno, entretanto, o nitrato é conhecido também por suprimir o florescimento em muitas espécies. As aplicações de N:P:K ao redor 100:50:50

kg/ha são recomendadas por Robinson e Decker-Walters (1996).

Fitoquímica

O fruto e as sementes do melão são amargos, e são usadas tradicionalmente para o tratamento da diabete nos países asiáticos do sudeste (Karunanayake et al., 1984; Platel e Srinivasan, 1997).

Os frutos possuem sementes vermelhas brilhantes devido a um índice elevado de licopeno que pode ser usado como corante natural em alimentos.

Por muito tempo foi utilizado na medicina tradicional para muitos tratamentos. Recentemente, muitos fitoquímicos foram identificados e demonstrados clinicamente, apresentando várias atividades medicinais tais como antibiótico, antimutagênico, antioxidante, anti

leucêmico, antiviral, anti-diabético, antitumor, aperitivo, afrodisíaco, adstringente, carminativo, citotóxico, depurativo, hipotensor, hipoglicêmico, imuno-modulador, inseticida, lactagogo, laxativo, purgativo, refrigerante, estomáquico, tônico, vermífugo (Assubaie, 2004).

Os extratos dos vários componentes desta planta foram descritos por possuir a atividade hipoglicêmica, a atividade de síntese de proteínas, anti-tumoral, e a propriedade abortifaciente (Ahmed, 1998). Diversos constituintes incluindo a charantina (mistura de glicosídeos de esterol), a vacina (nucleosídeo da pirimidina) e a p-p-insulina (polipeptideo) são relatados como os ingredientes ativos com estes fins (Gurbuz, 2000).

É usado topicamente para o tratamento de feridas, e internamente, assim como externamente para a eliminação de parasitas. É usado também como o emenagogo, antiviral para o sarampo e a hepatite. Na medicina popular turca, os frutos maduros são usados externamente para cicatrização rápida das feridas e internamente para o tratamento de úlceras pépticas (Grover, 2004).

O uso empírico como erva medicinal para o tratamento da diabete foi confirmada experimentalmente por observações recentes do fruto ou frações extraídas com água deste vegetal, que exibe uma potente atividade hipoglicêmica em normoglicêmicos e em ratos com

diabete induzida pela streptozotocina, assim como em humanos com tipo II da diabete mel itus (Leatherdale et al., 1981; Bailey et al., 1985; Welihinda et al., 1986; Ali et al., 1993). O mecanismo desta ação permanece ainda incerto.

M. charantia é um vegetal importante em diversos países, a fruta é rica em vitaminas, contém principalmente A, B1, B2 e a vitamina-C, que pode ter em torno de 100mg em 100g do fruto. O fruto contém também diversos minerais (Ca 137,69 mg/100 g fruto fresco, Mg 119,92 mg/100g).

Parece ser uma fonte boa de ferro, mas o índice de ferro é somente devido ao elevado índice de ferro dos solos tropicais. Os níveis de minerais traços são Baixos (Cu 3.54 mg/100g, Fe 5.97 mg/100g, Zn 3.53

mg/100g). O fruto contém 93,2 % de água. Os ácidos graxos são 0,76 % da matéria seca com o a-eleosteárico como principal o ácido graxo na M.

charantia. A análise de aminoácidos mostrou a presença de aminoácidos essenciais na proporção adequada exceto a lisina, a cisteína e a metionina (Yuwai et al., 1991).

M. charantia tem como constituintes químicos, triterpenos, proteínas, esteroides, alcaloides, charantina, charina, criptoxantina, cucurbitacinas, cucurbitacinas, cucurbitanos, cicloartenol, diosgenina, ácido eleosteárico, eritrodiol, ácido galacturônico, ácido gentísico, goia glicosídeos, goiás saponinas, inibidores guanilato ciclase, gipsogenina, hidroxi triptaminas,

karounidiols, lanosterol, ácido láurico, ácido linoleico, ácido linolênico, momorcharasideos, momorcharinas, momordenol, momordicilina, momordicinas, momordicinina, momordicosideos, momordina, momordolo, multiflorenol, ácido miristico, nerolidol, ácido oleanólico, ácido oleico, ácido oxálico, pentadecanos, peptídeos, ácido petroselínico, polipeptídeos, proteínas, proteína ribosoma-inativador, ácido rosmarínico, rubixantina, espinasterol, glicosídeo esteroidal, estigmasta-diols, estigmasterol, taraxerol, trehalose, inibidor tripsina, uracil, vacina, v-insulina, verbascosídeo, zeatina, zeatina ribosideo, zeaxantina, zeinoxantina (Sener, 1998; Miura, 2001 e Ismail, 1999).

Toxicologia

Estudos clínicos "in vivo" tem demonstrado existir uma relativa baixa toxicidade de todas as partes do melão-de-são-caetano quando ingeridos oralmente.

Entretanto, toxicidade e morte de animais têm sido demonstradas em laboratórios quando os extratos são injetados via intravenosa, como o fruto e a semente demonstrando grande toxicidade comparado com as folhas e as partes aéreas da planta (Sharma, 1960).

Outros estudos têm mostrado que extratos etanólicos e aquosos do fruto e folhas, ingeridos oralmente, são seguros durante a gravidez (Dhawan, 1980 e Prakash, 1976). As raízes foram documentadas, com efeito, de estimulação uterina em animais (Shum et al, 1984).

Os frutos e folhas têm demonstrado efeito anti fertilidade in vivo em animais fêmeas (Stepka et al, 1974 e

Koentjoro-Soehadi, 1982) e em machos afeta negativamente a produção de esperma (Jamwa et al, 1962).

Coma uma maçã por dia e tenha boa saúde.

Pesquisadores da Universidade da Califórnia, Davis Medical Center confirmaram recentemente que os adultos que acrescentaram maçãs e suco de maçã em suas dietas tiveram reduzido o risco de doença cardíaca em apenas algumas semanas. Este estudo mostrou que o consumo diário de duas maçãs ou 12 ml de suco de maçã reduz a oxidação das lipoproteínas de baixa densidade (LDL) em homens e mulheres saudáveis.

Numerosos estudos mostram que uma dieta rica em maçãs pode ajudar a baixar o colesterol no sangue e, portanto, é benéfico para o coração. Pectina, uma fibra solúvel, encontrada principalmente na pele das maçãs, a uma taxa de 78 gramas por 100 gramas de frutos comestíveis, desempenha um papel significativo nessa relação.

É uma fonte rica em flavonoides e polifenois, que são antioxidantes poderosos que podem ajudar a combater câncer, estudos mostram que ao comer 100g de maçã, você poderá ter um efeito antioxidante igual ao de 1.500 mg de vitamina C.

Contêm uma grande quantidade de minerais e vitaminas que podem fortalecer o sangue; contém ácido málico e tartárico, que podem ajudar a prevenir os distúrbios do fígado e digestão.

Além disso a maçã tem sido recomendada para: obesidade, dor de cabeça, artrite, asma brônquica, inflamação da bexiga, gonorreia, anemia, tuberculose, insônia, catarro, pedras da vesícula biliar, vermes e halitose.

Maçãs por serem ricas em fibras ajudam na digestão, o consumo regular de maçãs garante evacuações suaves e auxilia na prevenção da constipação e distúrbios do estômago. São úteis no tratamento da anemia, que é a deficiência de hemoglobina no sangue que pode aumentar com a ingestão de dieta rica em ferro, como maçãs.

As maçãs são conhecidas por adicionar vigor e vitalidade à pessoas fracas, também ajuda na desintoxicação do organismo e melhora a saúde em geral.

Comer maçãs ajuda na limpeza dos dentes e gengivas e reduz a incidência de cáries. A fibra da maçã limpa os dentes, enquanto que as propriedades antivirais do fruto mantém a boca livre de bactérias e de vírus.

Maçãs também ajudam no tratamento da gota, disenteria e reumatismo.

Valor nutricional por 100 gramas

Vitamina A 900 I.U.

Vitamina B Tiamina ,07 mg

Vitamina C 5 mg

Cálcio 6 mg

Ferro 3 mg

Fósforo 10 mg

Potássio 130mg

Carboidratos 14,9 mg

Calorias 58

Contém minerais como o magnésio, cobre, manganês, cobre, cálcio, ferro, potássio e fósforo em quantidades pequenas. A maçã também contém fibras dietéticas, que auxiliam na redução dos níveis de colesterol ruim.

É rica em vitamina A e vitamina C. A concentração da vitamina A é maior na pele, a concentração da vitamina C é maior, logo abaixo da pele. Daí a pele da maçã não deve ser descartada. Outras vitaminas presentes na maçã são a vitamina K, tiamina, riboflavina e vitamina B6.

Por não possuir uma quantidade elevada de calorias é uma excelente fonte de energia. O teor calórico varia conforme o tipo de maçã. Além disso, a maçã contém açúcares que são facilmente absorvidos pelo organismo. Pessoas debilitadas ou em recuperação são muitas vezes aconselhados a comer maçãs para ganhar peso e rápida recuperação.

O uso da maçã na prevenção de doenças.

A maçã (Pyrus malus L.), Família: Rosaceae, é um dos frutos mais consumidos em todo o mundo tanto pelo seu sabor quanto pela sua durabilidade e versatilidade, sendo utilizado nos mais variados pratos e cardápios. O fruto é adstringente e laxante (Grieve, 1984; Launert, 1981). A casca e especialmente, a casca da raiz, é anti-helmíntica, refrigerante e soporífera (Duke, 1985; Chopra, 1986). A infusão pode ser utilizada no tratamento de febres intermitentes e biliosas (Grieve, 1984; Chopra, 1986). As folhas contêm até

2,4% de uma substância antibacteriana chamada floretina (Chopra, 1986). Esta substância inibe o crescimento de um grande número de bactérias gram-positivas e gram-negativas em uma concentração de 30

ppm (Chopra, 1986).

Uma maçã madura crua é um dos alimentos mais úteis para ajudar no processo de digestão (Grieve, 1984). O

sumo de maçã reduz a acidez do estômago, tornando-o alcalino e, assim, corrige a fermentação ácida (Grieve,

1984). A maçã é também um excelente dentifrício, a ação mecânica de comer um fruto ajuda na limpeza dos dentes e gengivas (Grieve, 1984). A casca da A raiz contém maior concentração de princípios ativos, que podem ser preparados na forma de chá. As folhas contêm um cristal encapsulado, isométrico com a floridzina, chamada isofloridzina, as sementes contêm amigdalina. Também é utilizado como tônico cerebral (Gorsi & Shahzad, 2002).

Juazeiro, árvore da caatinga com potencial medicinal.

Zizyphus joazeiro Mart.

Sinonímias: Zizyphus joazeiro, Zizyphus guaranitica, Zizyphus gardneri

Nomes comuns: Joazeiro, juazeiro, raspa-de-juá, joá, juá, injuá, laranjinha- de-vaqueiro.

O juazeiro é uma planta da família Rhamnaceae, de hábito arbóreo, espontânea e é típica da região da caatinga. Pode atingir de 5-10 metros de altura e a largura de seu tronco pode chegar a 30-50 cm de diâmetro. As folhas possuem uma camada de cera, as flores são pequenas amareladas, os frutos, comestíveis, são redondos, pequenos e

amarelos.

É uma planta resistente à seca, possui crescimento lento e pode viver até 100 anos. Esta planta é utilizada popularmente para limpeza dos dentes, gengivas, dores causadas pela extração de dente, queda de cabelo, asma, gripe, pneumonia, tuberculose, bronquite, constipação, inflamação de garganta, indigestão, problemas do estômago, escabiose, dermatite seborreica, problemas de pele, dores de cabeça, como cicatrizante de feridas, todos os tipos de febres e expectorante (Albuquerque et al., 2007; Schühly et al., 2000).

As suas propriedades e ações são: analgésica, anti nflamatória, antibacteriana, febrífuga e cicatrizante.

Dentre os seus principais constituintes destacam-se os fenois, taninos, alcaloides, triterpenos, quinonas, amfibina D e jujubogenina (Schühly et al., 1999). As partes utilizadas desta planta são o caule, a casca, a folha, fruto e a raiz. O fruto é rico em vitamina C e o seu suco é utilizado para controlar a acne e amaciar a pele do rosto. Esta planta é rica em ácido betulínico que possui atividade antibiótica, outros estudos demonstraram que essa substância tem ação anti cancerígena combatendo tumores, carcinomas e melanomas (Pisha et al.,1995; Kim et al., 1998).

Você sabe o que é Horticultura Terapia?

A Horticultura Terapêutica é um processo de terapia que usa as plantas tendo como instrumento atividades horticulturais e o mundo natural a fim de promover melhorias através dos sentidos do tato, mente e espírito.

O contato com o mundo das plantas estimula todos os sentidos, aliviando o estresse. Vários benefícios são adquiridos tais como, ajuda a exercitar o corpo, aguça a imaginação e ameniza o espírito, promovendo assim uma educação das pessoas de forma a melhorar a qualidade de vida.

Á Horticultura Terapia, um programa terapêutico que se baseia na jardinagem, é um instrumento ativo para ser utilizado junto a pessoas em tratamento. Está sendo usado, nos Estados Unidos e

Europa em uma variedade de instituições incluindo hospitais psiquiátricos, clínicas de reabilitação física, prisões, programas para desenvolvimento mental para deficientes, programas para tóxico dependentes e de formação profissional. Muitos pacientes, com deficiência física e emocional, têm vindo a fazer parte desta poderosa forma da terapia que envolve trabalho com plantas para estimular a recuperação.

No Brasil, talvez este termo, Horticultura Terapia, ainda nunca tenha sido empregado, outros projetos utilizando

plantas e o mundo natural como instrumento de recuperação são usados, mas não com a mesma eficiência, talvez por ainda ser desconhecido o potencial de cura desta técnica.

Os alimentos contra o câncer, frutas e vegetais podem salvar sua vida.

Pesquisadores estão buscando por plantas que possam auxiliar no tratamento contra vários tipos de doenças inclusive os cânceres, o que justifica uma extensa utilização de recursos para pesquisas no Brasil e em todo o mundo.

Entretanto o principal foco deveria estar na busca de uma alimentação mais equilibrada com vegetais que seguramente vão trazer benefícios contra vários tipos de problemas de saúde. Isto somente seria possível através de uma educação voltada para uma alimentação mais rica em nutrientes.

Existem centenas, talvez milhares, de fitoquímicos presentes nos vegetais que consumimos, ou não, em nosso dia-a-dia. Existem evidências de estudos em laboratório que os fitoquímicos contidos em frutas e vegetais podem reduzir o risco de câncer. As evidências científicas para um efeito protetor do maior consumo de vegetais e fruta é consistente para cânceres de

estômago, esôfago, pulmão, cavidade oral e faringe, endométrio, pâncreas e cólon.

Os tipos de legumes ou frutas que na maioria das vezes parecem
atuar como protetores contra o câncer são os vegetais crus.
Algumas substâncias

presentes em verduras e frutas que podem ajudar a proteger contra
o câncer são ditioltiones, isotiocianatos, indole-3-carbinol,
compostos do al ium, isoflavonas, os inibidores da protease,
saponinas, fitosterois, hexafosfato inositol, vitaminas C, D-
limoneno, luteína, ácido fólico, betacaroteno, licopeno, selênio,
vitamina E, flavonoides e fibra dietética. Existem ainda Outros
benefícios contra doenças cardiovasculares, diabetes, acidente
vascular cerebral, obesidade, diverticulose e catarata.

Veja aqui alguns exemplos de vegetais que você pode utilizar ou
intensificar em sua alimentação: Citros possuem o limoneno que
intensifica a produção de enzimas que podem ajudar na eliminação
de potenciais substâncias cancerígenas.

Alho, Cebolas, Alhos franceses possuem o alil sulfato que
aumenta a produção de glutationa S-transferase, que pode tornar
mais fácil a excreção de substâncias cancerígenas. Outros
compostos al ure podem diminuir a reprodução de células
tumorais. Suas enzimas atuam como antibiótico.

Brássicas (brócolis, couve-flor, repolho, couve, couve-flor)
possuem o composto di ndolilmetano que está sendo testado contra
tumores da papilomatose respiratória recorrente (causada pelo
vírus do papiloma humano), displasia cervical (uma condição pré-
cancerosa causada pelos vírus do papiloma humano) e está em
vários ensaios clínicos para câncer de próstata. Produzem
substâncias chamadas índios que estimula as enzimas que deixam
o hormônio estrógeno menos eficaz, e pode reduzir o risco de
câncer de mama. Os isotiocianatos desencadeiam a formação de
glutationa S-transferase, enzimas e outros que possam bloquear os
agentes cancerígenos de causar danos ao DNA de uma célula.

Uvas possuem ácido elágico e podem impedir a alteração do DNA
de uma célula. Além do mais possuem propriedades antioxidantes,
anti nflamatórias e anticarcinogênicas.

Soja possui substâncias capazes de inibir a protease e suprimir a produção de enzimas nas células cancerosas, o que pode retardar o crescimento do tumor. Reduz o risco de câncer de mama, ovário e câncer de próstata. Os Fitoesterois abrandam a reprodução de células no intestino grosso, que pode prevenir o câncer de cólon. As Isoflavonas, um fitoestrógeno, pode bloquear a entrada de estrógeno em células e reduzir o risco de câncer de mama ou de ovário.

As saponinas, glicosídeos contêm substâncias adaptogênicas, anti inflamatórias, e podem impedir as células cancerosas de se multiplicarem.

Cenouras, Batata doce e Tomates possuem propriedades antioxidantes. Os os tomates possuem o licopeno, que é efetivo para doenças cardiovasculares e câncer de próstata.

Maçãs e Morangos têm a capacidade de neutralizar os cânceres causados por substâncias químicas.

Grãos inteiros como a Linhaça são antioxidantes e protegem contra o câncer do cólon.

As pimentas vermelhas impedem a ativação de produtos químicos cancerígenos.

Chá Verde e Chá Preto é antioxidante e ativa a proteção contra o câncer, além de limpar o sangue de impurezas.

O fruto do Açaí é rico em antioxidantes e pode atuar na prevenção do câncer. Os antioxidantes ajudam a combater os radicais livres no organismo e evita o desenvolvimento de câncer.

O que todo usuário de plantas medicinais deveria saber para sua correta utilização.

O uso das plantas medicinais na cura de doenças e melhoria da qualidade de vida tem sido utilizado desde o início da humanidade, hoje muitas das receitas que eram apenas do conhecimento popular tem sua eficácia comprovada pela ciência. Na Índia e na China o uso das plantas já fazem parte da medicina por pelo Menos 2000 anos. No Brasil ainda não se tem um conhecimento razoável sobre a forma de utilização dessas plantas, a maioria dos usuários utilizam as ervas de forma incorreta ou ineficaz, o modismo ainda é uma forma de se conhecer as plantas de uso medicinal, entretanto passageira. As matérias em revistas não científicas tornam o uso das plantas medicinais de certa forma até perigoso, entretanto as reportagens na televisão tem seguido um formato que deveria ser utilizado pelas revistas, como a consulta a especialistas da área.

O local e o estado onde a maioria das pessoas adquirem as ervas é um outro problema que pode até se tornar um risco a saúde, muitas ervas são vendidas na rua ou expostas ao ar livre em feiras e mercados populares, quando o correto seria essas plantas serem vendidas embaladas e beneficiadas de forma adequada. Tive a oportunidade de presenciar plantas secas ao sol embaladas e serem vendidas nas ruas das cidades.

Essas plantas não possuem princípio ativo algum, podendo ainda sofrerem contaminação por microorganismos.

Um outro problema da falta de conhecimento sobre a utilização das ervas medicinais está na forma e dosagem de uso, pois dependendo da forma a A planta pode ser eficaz ou não, assim como a dosagem se for baixa pode não ter o efeito procurado se for alta pode causar intoxicações e efeitos adversos.

Conheci um caso em que a pessoa usou ervas compradas em raizeiro para emagrecer, tomou um litro de garrafada com os três tipos de ervas em apenas um dia, ou seja tomou em torno de 10 vezes a dosagem recomendada, a consequência foi provavelmente uma alteração hormonal que causou efeito contrário e o efeito foi um aumento de peso, mais que o triplo do que tinha antes em pouco tempo.

Ainda é muito comum seguir receitas indicadas por parentes ou vizinhos sem conhecimento das ervas, mas é outro grande risco que pode até agravar a saúde como foi o caso da utilização do suco de carambola para pacientes crônicos renais, indicada provavelmente pela mídia, esse suco piora a situação desses pacientes pois a carambola é rica em potássio que não é filtrado pelo rim e se torna tóxico para o organismo.

O conhecimento através dos nomes populares das plantas pode gerar dúvidas e enganos na sua utilização, como o caso da espinheira-santa, existem várias espécies sendo comercializadas com este nome, algumas delas sem o efeito comprovado para a Maytenus ilicifolia.

A educação para as Plantas Medicinais deve ser incentivada na sociedade, já que é e sempre vai ser utilizada pelas pessoas na busca da cura das doenças e melhoria da qualidade de vida.

Sulforafano, um composto presente no brócolis com potente efeito anti- câncer.

Nome químico: (R)-1-isotiocianato-4-metil-sulfonil butano

Sulforafano é um composto com propriedades antioxidantes e é capaz de estimular enzimas desintoxicantes presentes no organismo, sendo assim um potente agente preventivo contra o câncer. Fitoquímico que pertencente a família dos isotiocianatos, compostos que contêm enxofre. Ele ocorre em plantas presas a uma molécula de açúcar, o glicosinolato sulforafano (glucorafanina). Somente após a ingestão o sulforafano vai ser liberado, por uma enzima chamada mirosinase, e pode ser encontrado em vegetais na família Brassicaceae (Cruciferae) tais como o brócolis, couve-flor, repolho, couve (Brassica

oleracea) e couve-chinesa (B. rapa). Entretanto a maior concentração do Sulforafano está presente em brotos de brócolis (Brassica oleracea L. var. italica).

Muitos estudos epidemiológicos, sustentados por estudos in vitro e in vivo (Gasper et al., 2006), têm sido reportados associados ao potencial de redução do risco de vários tipos de câncer por substâncias contidas nos vegetais. Dentre seus constituintes estão as fibras, micro nutrientes, fitoquímicos como os carotenoides,

fenois, flavonoides e isotiocianatos que possuem atividade anti
câncer (Steinmetz & Potter, 1991).

Estas substâncias induzem enzimas de desintoxicação, agentes
oxidativos, que inibem mutações malignas, estimulam a imunidade
e regulam o ciclo celular (Liu, 2004). Outros estudos indicam uma
correlação positiva entre o consumo de vegetais crucíferos e a
diminuição de alguns tipos de câncer, como o linfoma de
Hodgkin's, fígado, próstata, cervical, ovário, pulmão etrato
gastrointestinal (Lund, 2003; Nagle et al., 2003; Muril o & Mehta,
2001).

A administração oral de Sulforafano inibiu ou retardou a
carcinogênese câncer de mama (Zhang et al., 1994), cólon (Chung
et al., 2000), reto (Seow,2002), estômago (Fahey et al., 2002) e
pulmão (Hecht, 2000).

Pesquisas recentes têm indicado que o uso de certos composto na
dieta funcionam como quimioproteção (Chung et al., 2000;
Shapiro et al., 2001; Chiao et al., 2002), como os isotiocianatos,
que tem evidências promissoras

na diminuição do câncer de próstata (Brooks et al., 2001; Chiao et
al., 2002;

Kristal & Lampe , 2002; Wang et al., 2004; Srivastava et al., 2003;
Xiao et al., 2003; Singh et al., 2005) e câncer de mama
(Ambrosone et al., 2004;

Jackson & Singletary, 2004). De acordo com pesquisas realizadas
por Singh et al. (2004), o Sulforafano e altamente eficiente na
redução ou prevenção do risco de câncer induzido por carcinogene
em modelos animais. É capaz de inibir ou retardar a carcinogênese
causada pelo tabagismo (Hecht, 2000). O Sulforafano foi
demonstrado ser eficaz contra danos oxidativos em células
epiteliais nos pigmentos da retina e células com leucemia (Gao et
al., 2001; Fimognari et al., 2002; Misiewicz et al., 2003), possui
atividade bactericida contra Helicobacter pylori (Fahey et al.,

2002), atividade anti nflamatória (Heiss et al., 2001), e contra
câncer de pele causado por exposição solar (Gil s, et al., 2003).

Ritz et al. (2007), comprovaram os efeitos benéficos do
Sulforafano em diminuir a intoxicação causada por diesel.

Após a quebra do tecido os glucosinolatos são hidrolisados pela
enzima contida na planta, a mirosinase, para uma aglicona instável
que se rearranja em isotiocianato ou derivados da nitrila. Quando
cozidos a enzima mirosinase pode ser desnaturada, resultando na
ingestão de glucosinolatos intactos, mesmo assim o isotiocianato
ainda aparece na urina.

Dependendo da forma como o brócolis é processado, o sulforafano
pode ser absorvido pelo estômago, intestino ou cólon, após a
difusão passive pelas células epiteliais é rapidamente conjugado
com a glutationa e transportado para a corrente sanguínea
(Conaway et al., 2000).

Shiitake, propriedades medicinais e benefícios à saúde.

É a espécie mais cultivada e consumida no Oriente, por suas
características gastronómicas e medicinais. Possui propriedades
anti-tumorais, aumento da imunidade e diminuição do colesterol.
Na medicina tradicional Oriental são-lhe atribuídas diversas
propriedades medicinais, anti-stress, regulador da circulação
sanguínea e da tensão arterial, redução de diabetes e tônico
rejuvenescedor.

O cogumelo Shi take, Lentinula edodes (Berkeley) Pegler,
sinonímia Lentinus edodes (Berk.) Singer, foi primeiramente
cultivado na China a mais de 800 anos (Chang e Miles, 1991) e
tornou-se o mais famoso cogumelo comestível na China, Japão,
Taiwan e Coréia.

É o segundo cogumelo comestível mais cultivado no mundo
(Royse, 1995; Chang, 1996). É um dos cogumelos mais
consumidos, tanto para fins terapêuticos e como alimento, perde
apenas para o Champignon (Agaricus bisporus).

A China é a maior produtora, bem como o maior exportador de shi take (Royse, 1995). Várias espécies de cogumelos têm sido consumidas como agentes terapêuticos alternativos na prevenção e cura de certas enfermidades e certos fungos são conhecidos como o elixir da vida entre os japoneses, devido às suas propriedades medicinais (Jong e Birmingham, 1993). Extrato aquoso do shi take apresentou efeitos antimutagênicos, indicando-os como uma das melhores opções para potencial uso terapêutico.

O interesse é crescente devido ao seu alto valor nutritivo e propriedades medicinais, tradicionalmente reconhecidas por culturas orientais, especialmente na China e no Japão. Vários importantes compostos bioativos, como proteínas, lipídios, carboidratos, fibras, sais minerais, vitaminas e ergosterol já foram isolados do Shi take.

Propriedades E Atividades Farmacológicas Uma infinidade de efeitos medicinais têm sido demonstrados por muitos cogumelos tradicionalmente utilizados como medicinais e alimentícios, tais como: antibacteriano, antiviral, antifúngico, antitumoral e inmunoprotetor.

Vários subprodutos dos cogumelos têm sido utilizados contra patógenos humanos, para a ativação do sistema imunológico e melhorar a saúde humana devido às

ações antioxidante e antitumoral (Wasser e Weis, 1999).

A possível utilização de fungos basidiomicetos na quimioterapia começou na Áustria, com uma observação de que nas pequenas aldeias isoladas, auto suficiente em seus alimentos de fontes variadas, em residentes com idade superior a 90 anos, o câncer não ocorria (Volz, 1999). Outras importantes provas epidemiológicas mostraram a correlação entre o consumo diário de cogumelos e uma baixa taxa de mortalidade por câncer no Japão (Borchers et al., 1999). Estudos têm apontado que o Shi take e algumas das suas substâncias ativas exercem efeito protetor contra a mutagênese e a carcinogênese. Pelo fato de exercer atividade anticancerígena, possui potencial utilização como complemento na quimioprevenção e quimioterapia (Gu e Belury, 2005).

Diversas propriedades têm sido associadas com este cogumelo, incluindo ação antitumoral (Mau et al., 2001; Yang et al., 2002; Shimada et al., 2003), antiviral (Jong e Birmingham, 1993; Mizuno, 1995), antimutagênica (Lima et al., 2001; Sugui et al., 2003), anti genotóxica (Miyaji et al., 2004), atividade bactericida (Wasser e Weis, 1999), antimicrobiana e antioxidante (Mau et al., 2001; Yang et al., 2002; Shimada et al., 2003; Kitzberger et al., 2007; Hearst et al., 2009) e atividade redutora de colesterol (Mau et al., 2001; Yang et al., 2002; Shimada et al., 2003).

Também tem sido relatado que o shi take pode aumentar a atividade imunológica (Chang, 1996; Israelites et al., 2008; Djordjevic et al., 2009).

Possui efeito imunomodulador, sendo assim uma das drogas anti-câncer mais vendidas no Japão (Chihara, 1993). Como antioxidante pode reduzir a ação de compostos reativos de oxigênio (ROS) em danos nos tecidos (Kitzberger et al., 2007). Segundo Hirasawa et al. (1999), o extrato de Shi take tem atividade bactericida contra Streptococcus mutans (provocam cáries dentárias) e Prevotel a intermedia (agente da doença periodontal).

Lentinan, um polissacarídeo b-glucano isolado do Shi take, foi testado em inúmeros estudos clínicos como uma droga anti-câncer. Os efeitos estimulatórios do lentinan sobre macrófagos, leucócitos, os diferentes tipos de células T e fatores imunes têm sido demonstrados tanto in vitro e in vivo.

Embora o seu mecanismo de ação não esteja ainda completamente claro, o lentinan inibe a tumorigênese principalmente por ativação do sistema imunitário e indutor da expressão gênica de citocinas imunomoduladoras e seus receptores (Borchers et al., 1999; Ooi e Liu, 2000). A ação protetora de lentinan sobre DNA induzida por danos antineoplásicos in vivo também foram relatados (Hasegawa et al., 1989).

A atividade antitumoral de dois polissacarideos, LEM e KS-2, extraído do cogumelo, foi também identificada em roedores (Fuji et al. 1978; Wasser e Weiss, 1999).

Também foi descrito as atividades antigenotóxica e antimutagenicidade de uma linhagem de L. edodes sobre mutagênese induzida quimicamente in vivo (Lima Alves et al. 2001).

Possui ainda propriedade como afrodisíaco (Buswel e Chang, 1993) e existem evidências para sugerir que serve para a cura da gota. Está claro, portanto, que o cogumelo Shi take tem inúmeros atributos que o tornam atraente para uso terapêutico.

Composição Química

Diversos importantes compostos bioativos, como proteínas (26% do peso seco), lipídios (principalmente ácido linoleico), carboidratos, fibras, minerais, vitaminas (B1, B2 e C) e ergosterol foram isolados a partir deste fungo (Terashita et al., 1990). Entre os vários componentes bioativos que tem sido demonstrado ser mais eficazes como agentes antitumorais e imunomodulatória estão os polissacarídeos e polissacar peptídeos, entre os quais os com comprovados efeitos farmacológicos são lentinan, LEM e KS-2 (Wasser e Weiss, 1999).

Contém ainda lentinacina e lentíssima, com efeito para baixar o colesterol plasmático.

O Lentinan é uma molécula com alto peso molecular, foi o primeiro antitumoral isolado do shi take (Chiraha et al., 1970), está contida no micélio do cogumelo colhido antes do chapéu abrir e do caule crescer. É uma proteína conjugada heteroglicana contendo 24,6% de proteína e 44% de açúcares, compreendendo principalmente pentoses bem como glicose e pequenas quantidades de galactose, manose e frutose. Também contém derivados de ácido nucléico, vitaminas do complexo B, ergosterol, eritadenina (um aminoácido anticolesterolêmico) e ligninas solúveis em água.

KS-2 é um complexo peptídeo-polissacarídico.

O cogumelo é valorizado ainda pelo seu sabor peculiar que deriva da produção de melatonina e guanina-5-monofosfato (Mizuno, 1995), o seu valor dietético é elevado, pois as frutificações são ricas em sais minerais, bem como aminoácidos essenciais, especialmente lisina e leucina. Eles possuem elevado teor de fibra, bem como vitaminas (tiamina, riboflavina, niacina e ácido ascórbico) e contêm menos de 10% de gordura bruta (75% como ácido linoléico e baixos em ácidos graxos saturados) (Mizuno, 1995).

Dentre vários trabalhos com este cogumelo, nenhum conseguiu demonstrar nenhuma evidência de toxicidade nem de efeitos secundários graves.

O suco do fruto de romã pode ser utilizado contra o câncer de próstata.

O câncer de próstata é o segundo tipo mais comum causador de mortes entre homens nos Estados Unidos.

Uma das formas de prevenção é através do uso de produtos presentes na dieta dos humanos. O fruto da romã (nome científico: Punica granatum L., Família: Punicaceae) é conhecido pelo seu potente efeito antioxidante e anti nflamatório. Pesquisadores do Departamento de Dermatologia da University of Wisconsin, Madison (Estados Unidos) detectaram os efeitos anti-tumorais do extrato do fruto na pele de ratos. Neste estudo com células do câncer de próstata, eles avaliaram as propriedades antiproliferativas do extrato aquoso do fruto da romã, a administração via oral do extrato nas concentrações de 0,1 e 0,2%

resultou em uma significativa inibição no crescimento do tumor assim como um significativo decréscimo nos níveis de antígenos específicos da próstata.

Os pesquisadores sugeriram que o suco do fruto da romã pode ser usado como quimioprotetor contra o câncer assim como possui efeito quimioterápico contra o câncer da próstata em humanos.

Plantas que repelem insetos.

Algumas plantas muito comuns no nosso jardim podem ajudar a afastar alguns insetos indesejáveis, ou até mesmo causadores de doenças como a

dengue. A citronela (Cymbopogon nardus L.) contém um óleo natural que repele mosquitos, este óleo também é muito utilizado por indústrias de perfumaria, dentre os compostos do óleo da citronela podemos encontrar o citronelal, geraniol e citronelol.

De acordo com Koffi et al. (2009), estes compostos podem ser usados no tratamento da pele. Pode ser usado contra os piolhos da cabeça e do corpo (Mumcuoglu et al., 2004), entretanto pode causar dermatites por isso não é recomendado para crianças abaixo dos três anos. Possui atividade biológica contra vários tipos de fungos (Pattnaik et al., 2006).

É utilizado ainda para produzir velas, repelentes, sabonetes, cosméticos e como aromatizantes.

É uma erva considerada ornamental, que pode atingir até 1 metro de altura e 2 metros de largura durante o período vegetativo. As suas folhas possuem Largura em torno de 20 cm, comprimento até 1,5m e coloração verde-clara. Esta planta se desenvolve bem em solos drenados e em pleno sol.

Outras plantas também podem ser utilizadas como repelentes de insetos como a erva-do-gatos, o alecrim e

o poejo que repelem mosquitos, o poejo repele ainda pulgas e percevejos. O cravo-de-defunto pode repelir vários tipos de insetos voadores.

Os benefícios à saúde do rabanete.

Os vegetais crucíferos têm recebido atenção cada vez maior ao longo dos últimos anos, em parte por causa do combate ao câncer e a inúmeros benefícios para a saúde ligados a esses vegetais.

Eles normalmente são consumidos crus, cozidos ou em conserva, embora possam ser cozidos e utilizados em frituras ou adicionados a sopa.

O rabanete, Raphanus sativus, pertence à família Brassicaceae, pode ter cor branca, vermelha, roxa ou preta, cilíndrica longa ou de forma redonda.

O óleo obtido das sementes de rabanete também é utilizado. As outras partes do rabanete, que são consumidas são as folhas, as flores, as vagens e as sementes.

O rabanete contém cerca de 95 por cento de água em proporção ao seu peso, tornando-o uma excelente fonte de hidratação. Esse teor de água também pode reduzir o apetite, fazendo a pessoa se sentir saciada, um benefício para quem está tentando perder peso.

Eles também podem ajudar a aliviar as infecções do trato urinário e ardor ao urinar, fornecendo fluidos essenciais para ajudar a lavar o sistema urinário, Podem ajudar a melhorar as condições de bexiga e rim.

Ao preparar alimentos com rabanetes, lembre-se que a elevada percentagem de água impede o seu congelamento adequado. O congelamento muitas Às vezes causa danos através da formação de cristais de gelo, o que resulta em um rabanete incolor após o descongelamento.

Com baixo teor de gordura e colesterol, o rabanete fornece uma quantidade generosa de fibras dietéticas.

Uma porção (1/2 xícara ou uma inteira) fornece 1-2 g de fibra dietética, que é de 5 a 8 por cento da dose diária recomendada. As fibras alimentares ajudam a reduzir a fome, regula o intestino e pode até mesmo melhorar os níveis de colesterol.

Um vegetal com propriedades antibacterianas e antifúngicas, o rabanete é uma boa fonte de vitaminas A, B6, C, K, riboflavina e ácido fólico. Devido ao seu elevado teor em vitaminas, é considerado um suplemento dietético útil para as pessoas com resfriados, gripes, câncer, doenças de pele, asma e outras doenças respiratórias. Eles também ajudam no fortalecimento capilar, controlam os níveis de homocisteína e reduzem a incidência de contusões.

O rabanete contém níveis significativos de cálcio, ferro, fósforo, cobre, magnésio e potássio. Estes minerais

podem fazer muitas coisas pelo organismo, fortalece os ossos, protege o coração, regula a pressão arterial, melhora o sistema digestivo e imunológico, melhora a função renal e funciona como um tônico energético. As folhas de rabanete são uma excelente fonte de vitamina C e de cálcio.

Em um estudo para determinar o índice glicêmico de vários vegetais, concluiu-se que o rabanete tem um baixo IG. Estudos preliminares têm

Mostrando que a raiz do rabanete é eficaz em baixar os níveis de colesterol. Mais estudos são necessários para comprovar estes resultados. Em um estudo de extratos de foi comprovada a sua eficiência como antioxidante.

O rabanete contém uma variedade de produtos químicos à base de enxofre, que aumentam o fluxo da bílis, ajudando assim a manter uma vesícula biliar e fígado saudável e melhorar a digestão. O extrato de folhas é benéfico para as atividades gastrointestinais e é conhecido por suas propriedades laxativas.

O rabanete pertence ao grupo de hortaliças brássicas, que incluem repolho, couve de bruxelas, couve-flor e brócolis. Numerosos estudos sugerem que os Os vegetais da família das brássicas atuam como proteção contra os cânceres do pulmão e do trato digestivo. Os vegetais crucíferos são fonte de glucosinolatos, compostos orgânicos que dão às brássicas seu sabor. O potencial preventivo do rabanete é em parte devido ao seu teor de glucosinolatos, e um estudo na Itália mostrou que o rabanete da variedade

Daikon japonês apresentou atividade anti-câncer em cólon humano.

O rabanete é muito bom para o fígado, vesícula biliar e o estômago, e funciona como desintoxicante, ou seja, ele purifica o sangue. É útil na icterícia, uma vez que ajuda a regular a produção e o fluxo de bile e bilirrubina, ácidos, enzimas e remove o excesso de bilirrubina no sangue. Também controla a destruição de células vermelhas do sangue durante a icterícia por aumento da oferta de oxigênio no sangue fresco.

As folhas de nabo também são muito úteis no tratamento de icterícia. Além disso, contém enzimas como mirosinase, diástase, amilase e esterase, que protege o fígado e a vesícula biliar de infecções e úlceras.

É muito rico em carboidratos não digeríveis, isto facilita a digestão, retém água, ajuda a controlar a constipação (uma das principais causas de hemorroidas). Seu suco também alivia o sistema digestivo e excretor e isso também alivia hemorroidas.

É diurético, ou seja, aumenta a produção de urina, o suco de rabanete também cura a inflamação e sensação de ardor durante a micção. Também Limpa os rins e inibe as infecções nos rins e sistema urinário. Assim, ajuda muito na cura de distúrbios urinários.

Vitamina C, fósforo, zinco e alguns membros da vitamina do complexo B,

que estão presentes no rabanete, são bons para a pele.

A água ajuda a manter a umidade da pele, o rabanete cru é um produto de limpeza muito bom e serve como uma máscara de beleza muito eficaz. Devido às suas propriedades desinfetantes, rabanete também ajuda a curar doenças de pele, como o ressecamento, erupções cutâneas, rachaduras, etc

Possui propriedades anti pruriginosa e pode ser usado como um tratamento eficaz para picadas de inseto, picadas de abelhas, marimbondos, vespas, etc.

O suco também reduz a dor e o inchaço e acalma a área afetada.

Ele diminui a temperatura do corpo e alivia a inflamação devido a febre. Suco de rabanete é um bom desinfetante, mas também combate infecções que causam a febre, contribuindo assim para curá-la.

O rabanete é um anti congestivo, ou seja, que alivia o congestionamento do sistema respiratório, incluindo o nariz, a garganta e os pulmões, devido ao frio, infecções, alergias e outras causas. É um bom desinfetante e também rico em vitaminas, que protegem o sistema respiratório contra infecções que causam bronquite e asma.

Além dos benefícios citados acima, o rabanete é um bom aperitivo, refresca a boca e ajudar na respiração, é

laxante, regula o metabolismo, melhora a circulação sanguínea, é um bom tratamento para dor de cabeça, acidez, constipação, náusea, obesidade, dores de garganta, tosse convulsa, gástrica problemas, as pedras da vesícula biliar, dispepsia, etc.

Indicações de plantas para os principais problemas de saúde.

Abcessos e Furúnculos: Linhaça, cebola, repolho, malva, camomila, arruda, alecrim, orégano, inhame, bardana, insulina, ipê-roxo, maria-preta, melão-de-são-caetano, pariparoba, sabugueiro, guiné, mimosa, assa-peixe, fortuna, tanchagem, beldroega, gervão.

Acidez do estômago: Bardana, boldo, melissa ou capim limão, endro, poejo, funcho, hortelã, losna, pariparoba, picão (folha e flor), quebra pedra, tanchagem e mamica de cadela. (a casca é muito eficaz).

Ácido úrico: Chapéu de couro, manjerona, sabugueiro, cascas de maçã secas ao sal, bardana.

Acne, cravos e espinhas: Alteia, arnica, parietária, tília, bardana, mil-folhas, calêndula, maria-preta, tanchagem, melão-de-são-caetano

Aerofagia: Quássia, funcho, anis-estrelado, erva-doce, cominho, tília, hortelã

Afecções de Garganta: Flor de laranjeira, alho, limão Afta Cavalinha, cenoura, limão, tanchagem, babosa, malva

Alergia: Tomar chá de calêndulas.

Lave parte afetada com chá de camomila Amigdalite: Sálvia, rosa-branca, malva, alfavaca, cebola, tanchagem, eucalipto

Anemia: Couve, espinafre, rabanete, tomate, morango, amora, urtiga, repolho, limão, funcho, carqueja, quina, alfafa, bucha, abóbora.

Angina: Alteia, malva, tomilho, guaco Ansiedade: Melissa, tília, capim-limão, maracujá Arteriosclerose: Limão, malva, raíz de salsa, alho, cebola, alcachofra, repolho, tomate, acelga, cana-de-macaco, guaco, gengibre, fortuna, fedegoso.

Artrite e Reumatismo: Bardana, cebola, alho, sabugueiro, genciana, malva, tília, limão, dente-de-leão, cavalinha, melancia, banana, mamão, uva, alecrim, camomila, insulina, ipê-roxo, poejo, lágrima-de-nossa-senhora, lírio-do-brejo, melhoral, mentrasto, pariparoba, rubim, sabugueiro,

arnica-do-campo, erva-cidreira, mimosa, tanchagem, urtiga, arnica-do-mato(Wedelia), boldo, calêndula, cana-de-macaco, capim-cidreira, arnica.

Asma e Bronquite: Alecrim, guaco, anis-estrelado, orégano, sálvia, maria-preta, rubim, sabugueiro, assa-peixe, erva-botão, urucum, esqueleto, boldo-cidreira, gervão, melhoral, pariparoba, desmódio, rubim, erva-botão.

Boca- Afta e Estomatite: Cavalinha, cenoura, limão, tanchagem, babosa, malva, casca de carvalho, romã, sálvia, Cabelo Mentrasto, capuchinha (caspa), urtiga (queda), babosa, bardana e calêndula (seborreia) Calmante: Capim-limão, tília, folhas de maracujá, melissa, anis-estrelado

Catarro: Broto de pinheiro, tomilho, orégano, eucalipto, limão, alho,

Cicatrizante: Melão-de-são-caetano, melhoral, mentrasto, paina-de-sapo, tanchagem, urucum, bardana, beldroega, arnica-do-campo, babosa, calêndula, fortuna, guaco

Cistite: Pata-de-vaca, cavalinha, alfavaca de cheiro, malva, serralha, alteia, cabelo de milho

Colesterol: Gervão, folha de limeira, erva-de-bugre, guaçatonga, cafeeiro do mato, cavalinha, folha de batata doce, picão-preto, urucum.

Cólica de Rim: Quebra-pedra, cabelo de milho, cavalinha, pata-de-vaca, raiz de salsa, manjerona, melão-de-são-caetano, mentrasto (menstruais), picão-preto, rubim, erva-cidreira

Contusões: Mentrasto, arnica, pariparoba, quebra-pedra, arnica-do-mato, arnica-do-campo, canfrinho, fortuna, gengibre.

Coração - Palpitações: Sete-sangrias, tília, valeriana Coriza Tomar chá e pingar narinas: alcaçuz, sabugueiro, malva, poejo, limão

Descalcificação: Repolho, beringela, cenoura Diabete: Picão preto, dente de leão, bardana, pata-de-vaca, quebra-pedra, urtiga, urucum, arnica-do-campo, cana-de-macaco, fortuna.

Diarreia: Broto de goiabeira, casca de carvalho, casca de romã, tília, carvão vegetal, camomila, cenoura, abóbora, maçã, banana-maçã

Dor de Cabeça: Alfazema, alecrim, girassol, tília, melissa, hipérico, limão, pulsatila

Enjoo: Chá de hortelã, alecrim, camomila, boldo, erva doce, salsa. Mastigue canela.

Escabiose: Melão-de-são-caetano, urucum, arruda Esgotamento e Stress Sálvia, tomilho, alecrim Estimulantes: Salsinha, rabanete, tomilho, sálvia Estômago: Sálvia, artemísia, camomila, capim limão, losna, macela, poejo, flor do amazonas.

Estomatite: Romã, rosa-branca, sálvia Falta de apetite: Alecrim, anis-estrelado, angelica, genciana, erva-doce, hortelã

Feridas e Úlceras: Alecrim, rubim, guaçatonga, mentruz, agrião, tanchagem, tomilho, quebra-pedra, maria-preta, mentrasto, manjerona, tanchagem, calêndula.

Fígado: Losna, boldo, alecrim, caferana, pariparoba, desmódio, quebra-pedra, picão-preto, arnica-do-campo, jambu, flor-do-amazonas, melão-de-são-Caetano, melhoral.

Frieira: Calêndula, casca de carvalho, cebola, alho, arruda, alecrim, rubim, guaçatonga, mentruz, óleo de rícino

Garganta: Chá de folha de mamoeiro, camomila, canela, hortelã, malva e sálvia

Gases: Sálvia, erva-doce, cominho, hortelã Gastrite: Pata-de-vaca, cavalinha, alfavaca de cheiro, malva, serralha, alteia, cabelo de milho Gengivite: Sálvia, erva-doce, cominho, hortelã Gripes e Resfriados: Raiz de erva-doce, anis-estrelado, camomila, eucalipto, menta, limão, poejo, tomilho, sabugueiro, melão-de-são-caetano, rubim, assa-peixe.

Hemorroida: Tanchagem, arruda, urtiga, assa-peixe, babosa, bardana, beldroega, gervão, insulina, mastruço, melão-de-são-caetano, sabugueiro, erva-cidreira Incontinência Urinária: Hipérico, valeriana, camomila, menta, tília

Insônia: Maracujá, lúpulo, valeriana, cidreira, melissa, tília,manjerona, alho, tanaceto, capuchinha, poejo, melhor, hibisco.

Laringite e Faringite: Malva, tanchagem, limão, eucalipto, broto de pinheiro, malva, tomilho, alho, cebola,

Máscara para beleza da pele: Hipérico, valeriana, camomila, menta, tília

Mau hálito: Alfavaca, hortelã, melissa, tomilho, sálvia, anis-estrelado

Menstruação excessiva: Cavalinha, casca de carvalho, tília

Narinas congestionadas: Sálvia

Náuseas: Quássia, dente-de-leão

Nevralgias: Camomila, tília, maracujá, limoeiro, orégano, pulsatila, alfazema

Nervosismo, irritabilidade: Valeriana, tília, melissa, folhas de laranjeiras, rosa-branca, gatária, maracujá, manjerona, maria-preta, melhoral, arnica-do-campo, arruda, boldo, calêndula, capim-cidreira, erva-tostão, esqueleto.

Obesidade: Malva, sabugueiro, alcachofra, agrião, guaco, brócolis, caferana, carqueja.

Otite: Cebola, picão, rubim, alecrim, camomila, malva Pressão alta: Limão, laranja, pêra, alho, sabugueiro, maracujá, quebra-pedra, Rubin, gervão, urucum, capim-cidreira, guaco, capim limão

Pressão baixa: Urtiga, alecrim, manjericão, rabanete, uva, salsa, chá de agrião, alfavaca, aveia, canela, Prisão de ventre: Sene, malva, dente-de-leão, chicória, brócoli, quiabo, laranja, mamão, milho verde cru em

salada, tamarindo, cáscara-sagrada, beldroega, esqueleto, gervão, mimosa, urucum, babosa, melão-de-são-caetano, sabugueiro.

Próstata: Quebra-pedra, figo-da-índia (Opuntia) Psoríase, micose, erisipela, eczema, pano-branco: Arnica-do-campo: babosa, bardana, maria-preta,rubin, sabugueiro, erva-botão, tanchagem, urtiga,urucum, capuchinha, fedegoso, fortuna gervão (vitiligo), melão-de-são-caetano

Queimaduras: Babosa, aboboreira, esqueleto, pariparoba.

Rins/pedra: Alfavaca, quebra-pedra, cabelo de milho, sálvia,insulina, lágrima-de-nossa-senhora, desmódio, picão-preto, assa-peixe, sabugueiro, bardana.

Rouquidão: Couve, cenoura, limão, broto de pinheiro, guaco, tomilho, tília, mel, gengibre, boldo-cidreira.

Sarampo, catapora, rubéola: Sabugueiro, rosa-branca, malva, camomila, tília, cavalinha, raiz de salsa Sarna: Melão-de-são-caetano, urucum, arruda, bardana Sinusite: Hipérico, valeriana, camomila, menta, tília Sistema urinário: Ipê-roxo, jambu (cálculos bexiga), mastruço, pariparoba, pata-de-vaca, desmódio,

quebra-pedra, sabugueiro, tanchagem, beldroega, cana-de-macaco, capim-cidreira

Transtornos da menopausa: Valeriana, menta, camomila, tília

Tosses: Tília, alho, cebola, agrião, tomilho, orégano, guaco, eucalipto, broto de pinheiro, hortelã, poejo Úlceras do estômago: Couve, banana, maçã, sálvia, tília, mamão, alecrim, casca de carvalho, espinheira-santa, calêndula, fortuna, guaiaco, ipê-roxo, maria-preta, pariparoba, desmódio, picão-preto.

Urticárias, brotoejas, alergias: Rosa-branca, alface, pepino, mamão, rubim, tanchagem

Varizes: Broto de pinheiro, rosa-branca, carqueja, tanchagem, arruda, arnica

Vesícula biliar: Erva-tostão, figo-da-índia.

Verminoses Alho, hortelã, cebola, mentruz, losna, tomilho, semente de abóbora, quássia, abacaxi, ameixa, manga, poejo, coco, broto de samambaia, romã(casca), tomilho, beldroega, gervão, babosa, mastruço, melão-de-são-caetano, Rubin, arruda

REFERÊNCIAS BIBLIOGRÁFICAS

ADAMS, M., GMUNDER, F., HAMBURGER, M. 2007.

Plants traditional y used in age related brain disorders—A survey of ethnobotanical literature.

Journal of Ethnopharmacology 113

(2007) 363–381.

ADAMS, M.; GMUNDER, F.; HAMBURGER, M. 2007.

Plants traditional y used in age related brain disorders—A survey
of ethnobotanical literature. Journal of Ethnopharmacology
113,363–381.

ADZU, B.; AMOS, S.; DZARMA, S.; WAMBEBE, C.;
GAMANIEL, K. 2002. Effect of Zizyphus spina-christi wild
aqueous extract on the central nervous system in mice. J
Ethnopharmacol 79:13–6

AHMED, I.; ADEGHATE, E.; SHARMA, A.K.; PALLOT, D.J;
SINGH, J. 1998. Effects of Momordica charantia fruit juice on
islet morphology in the pancreas of the streptozotocin-diabetic rat.
Diabetes Research and Clinical Practice, 40, 145–151.

AHN, N. Y.; JUNG, J. W.; OH, H. R.; SHIN, J. S.; HYEON, S. Y.
2004. Anxiolytic-like effects of Sanjoin-Tang extracts and its
ingredients in the elevated plus-maze in mice. J Appl Pharmacol
12:151–6. Ajib Sin, K. K.; Ekpo, B. A.; Bala, D. N.; Essien, E. E.;
Adesanya, S. A. 2008. Ethnobotanical

survey of Akwa Ibom state of Nigeria. J.

Ethnopharmacol., 115:387-408.

ALBUQUERQUE, U. P.; MEDEIROS, P. M.; ALMEIDA, A. L.
S.; MONTEIRO, J. M.; NETO, E.

M. F. L.; MELO, J. G.; SANTOS, J. P. 2007. Medicinal plants of
the caatinga (semi-arid) vegetation of NE

Brazil: A quantitative approach. Journal of Ethnopharmacology.
114: 325–354

ALENCAR, S.M. et al. 2005. Composição química de Baccharis dracunculifolia, fonte botânica das própolis dos estados de São Paulo e Minas Gerais. Ciência Rural. 35:4. 909-915.

ALI, L., KAHN, A.K.Z., MAMUN, M.I.R., MOSIHUZZAMAN, M., NAHAR, N., NUR-E-ALAM, M., ROKEYA, B. 1993. Studies on hypoglycemic effects of fruit pulp, seed and whole plant of Momordica charantia on normal and diabetic model rats. Planta Medica, 59, 408–412. Ambrosone, C. B.; McCann, S. E.; Freudenheim, J. L.; Marshal , J. R.; Zhang, Y.; Shields, P.G. 2004. Breast cancer risk in premenopausal women is inversely associated with consumption of broccoli, a source of isothiocyanates, but is not modified by GST

genotype.J. Nutr., 134:1134–1138.

Ammon, H. P. T.; Wahl, M. A. 1991. Pharmacology of Cucuma longa. Planta Medica. 57:1-7.

ARSHI MALIK, FARRUKH AFAQ, SAMI SARFARAZ, VAQAR M. ADHAMI, DEEBA N. SYED,

AND HASAN MUKHTAR. Pomegranate fruit juice for chemoprevention and chemotherapy of

prostate cancer. PNAS October 11, 2005 vol. 102 no.

41:14813–14818.

ASSUBAIE, N. F. E EL-GARAWANY, M. M. 2004.

Evaluation of Some Important Chemical Constituents of Momordica charantia Cultivated in Hofuf, Saudi Arabia Journal of Biological Sciences, 4, 628-630

AZEVEDO, S.K.S. DE & SILVA, I.M. 2006. Plantas medicinais e de uso religioso comercializadas em mercados e feiras livres no Rio de Janeiro, RJ, Brasil.

Acta bot. bras. 20(1): 185-194.

BAILEY, C.J., DAY, C., TURNER, S.L., LEATHERDALE, B.A. 1985. Cerasee, a traditional

treatment for diabetes. Studies in normal and streptozotocin diabetic mice. Diabetes Research, 2, 81–84. Baril ari, J.; Cervel ati, R.; Costa, S.; Guerra, M.C.; Speroni, E.; Utan, A.; Iori, R. 2006.

Antioxidant and Choleretic Properties of Raphanus sativus L. Sprout (Kaiware Daikon)

Extract. Journal of Agricultural and Food Chemistry 54

(26), pp 9773–9778.

Baril ari, J.; Iori, R.; Broccoli, M.; Pozzetti, L.; Canistro, D.; Sapone, A.; Bonamassa, B.;

Biagi, G.L.; Paolini, M. 2007. Glucoraphasatin and Glucoraphenin, a Redox Pair of Glucosinolates of Brassicaceae, Differently Affect Metabolizing Enzymes in Rats Journal of Agricultural and Food Chemistry 55

(14), pp 5505–5511.

Baril ari, J.; Iori, R.; Papi, A.; Orlandi, M.; Bartolini, G.; Gabbanini, S.; Pedul i, G.F.; Valgimigli, L. 2008. Kaiware Daikon (Raphanus sativus L.) Extract: A Natural y

Multipotent Chemopreventive AgentJournal of Agricultural and Food Chemistry 56 (17), pp 7823–7830.

BEACHY, D. 1992. Nature's Pharmacy. Houston Chronicle. Houston, Tx. Borchers, A.T.; Stern, J.S.; Hackman, R.M. 1999. Mushrooms, tumors, and immunity. Proceedings of the Society of Experimental Biology and Medicine, 221, 281–293.

Brooks, J. D.; Paton, V. G.; Vidanes, G. 2001. Potent induction of phase 2 enzymes in human prostate cel s by sulforaphane. Cancer Epidemiol. Biomark. Prev., 10:949–954.

Buswel , J.A.; Chang, S.T. 1993. Edible mushrooms: attributes and applications. In: Chang, S.T., Buswel , J.A., Miles, P.G. (Eds.), Genetics and Breeding of Edible Mushrooms. Gordon and Breach Science Publishers, Reading, 297-324.

CALLAWAY, J.C. 2005. Various alkaloid profiles in decoctions of Banisteriopsis caapi. J. Psychoactive Drugs 37: 151–155.

CANTWELL, M., X. NIE, R. J. ZONG; M.

YAMAGUCHI.1996. Asian vegetables: Selected fruit and leafy types. Progress in new crops. Ed.: Janick, J.

Arlington, VA, ASHS Press: 488-495.

Carney, J. R.; Krenisky, J. M.; Wil iamson, R. T.; Luo, J.; Carlson, T. J.; Hsu, V. L.; Moswa, J. L. 1999.

Maprouneacin, a new daphnane diterpenoids with potent antihyperglycaemic activity from Maprounea africana. J. Nat. Prod., 62: 345-347.

CECHINEL FILHO, V.; YUNES, R. A. 1998. Estratégias para a obtenção de compostos farmacologicamente ativos a partir de plantas medicinais. Conceitos sobre

modificação estrutural para otimização da atividade.

Quim. Nova, 21: 99a.

Chainani-Wu, N. 2003. Safety and anti-inflammatory activity of curcumin: a component of turmeric (Curcuma longa). J. Altern. Complement Med. 9, 161-8.

Chang, R. 1996. Functional properties of edible mushrooms. Nutrition Reviews, 54, S91–S93.

Chang, S.T.; Miles, P.G. 1991. Recent trends in world production of cultivated mushrooms.

The Mushroom Journal, 503, 15-18.

CHENG, G.; BAI, Y. J.; ZHAO, Y. Y.; YAO, J.; LIU, Y. ; TU, G. Z. et al. 2000. Flavonoids from Zizyphus jujube Mil var. spinosa. Tetrahedron 56:8915–20.

Chiao, J. W.; Chung, F. L.; Kancherla, R.; Ahmed, T.; Mittelman, A.; Conaway, C. C. 2002.

Sulforaphane and its metabolite mediate growth arrest and apoptosis in human prostate cancer cel s. Int. J.

Oncol., 20:631–636.

Chihara, G. 1993. Medical aspects of lentinan isolated from Lentinw edodes (Berk.) Sing. In Mushroom Biology and Mushroom Products (ed. S. T. Chang, J. A. Buswel

& S. W. Chiu), 261-266.

Chiraha, G.; Hamuro, J.; Maeda, Y.Y.; Arai, Y.; Fukuoka, F. 1970. Fractionation and purification of the polysaccharides with marked antitumor activity, especial y Lentinan, from Lentinus edodes, Cancer Res., 30, 2776–2781.

CHOPRA. R. N., NAYAR. S. L. AND CHOPRA. I. C.

Glossary of Indian Medicinal Plants (Including the Supplement). Council of Scientific and Industrial Research, New Delhi. 1986.

Chung, F. L.; Conaway, C. C.; Rao, C. V.; Reddy, B. S.

2000. Chemoprevention of colonic aberrant crypt foci in Fischer rats by sulforaphane and phenethyl isothiocyanate. Carcinogenesis, 21:2287-2291.

CHUNG, K. F.; LEE, C. K. 2002. Over-the-counter sleeping pil s: a survey of use in Hong Kong and a review of their constituents. Gen Hosp Psych 24:430–5.

COELHO, F.B.R., et al. 2005. Levantamento etnofarmacológico realizado na comunidade Mumbuca localizada no Jalapão – TO. Revista Eletrônica de Farmácia Suplemento, 2:2, 52-55.

Cohly, H. H.; Taylor, A.; Angel, M. F.; Salahudeen, A. K.

1998. Effect of turmeric, turmeric and curcumin on H2O2-induced renal epithelial (LLC-PK1) cel injury.

Free Radic. Biol. Med. 24, 49-54.

Conaway, C. C.; Getahun, S. M.; Liebes, L. L.; Pusateri, D. J., Topham, D. K.; Botero-Omary, M. & Chung, F. L.

2000. Disposition of glucosinolates and sulforaphane in humans after ingestion of steamed and fresh broccoli.

Nutr. Cancer 38:168–178.

CORREA JUNIOR, C.; MING, L. C. E SCHEFFER, M.

C. 1994. Cultivo de plantas medicinais, condimentares e aromáticas. 2 ed., Jaboticabal, FUNEP, 162p.

DESAI, U. T. AND MUSMADE, A. M. 1998. Pumpkins, squashes and gourds. In: Handbook of vegetable science and technology: production, composition, storage and processing. (Ed; Salunkhe, D. K. and Kadam, S. S.). New York, Marcel Dekker 273-298.

Deshpande, U. R.; Gadre, S. G.; Raste, A. S.; Pil ai, D.; Bhide, S. V.; Samuel, A. M. 1998. Protective effect of

turmeric (Curcuma longa L.) extract on carbon tetrachloride-induced liver damage in rats. Indian J Exp Biol. 36:573-577.

Detopoulou, P.; Panagiotakos, D.B.; Antonopoulou, S.; Pitsavos , C.; Stefanadis, C. 2008.

Dietary choline and betaine intakes in relation to concentrations of inflammatory markers in healthy adults: the ATTICA study. Am J Clin Nutr.

87(2):424-30.

DEVI, J. R. AND J. A. SELVARAJ. 1996. Effect of pre-sowing treatment on germination and vigour in bitter gourd (Momordica charantia L.) cv. Co.1. Seed Research, 22, 64-65.

DIXON, R. A. 2001. Natural products and plant disease resistance. Nature, 411:843–847.

Djordjevic, B.; Skugor, S.; Jørgensen,S.M.; Øverland, M.; Mydland, L.T.; Krasnov, A. 2009.

Modulation of splenic immune responses to bacterial lipopolysaccharide in rainbow trout (Oncorhynchus mykiss) fed lentinan, a beta-glucan from mushroom Lentinula edodes. Fish & Shel fish Immunology 26, 201–209.

DUBICK, A.M. 1986. Historical perspectives on the use of herbal preparations to promote health. Journal of Nutrition, 116, 1348–1354.

DUKE, J.A. Handbook of Medicinal Herbs. Florida: CRC

Press, 1985.

Duvoix A, Blasius R, Delhal e S, Schnekenburger M, Morceau F, Henry E, Dicato M, Diederich M. 2005.

Chemopreventive and therapeutic effects of curcumin.

Cancer Lett. 8;223(2):181-90.

Fahey, J. W.; Haristoy, X.; Dolan, P. M. Kensler, T. W.; Scholtus, I.; Stephenson, K. K.; Talalay, P.; Lozniewski, A. 2002. Sulforaphane inhibits extracel ular, intracel ular and antibiotic-resistant strains of Helicobacter pylori and prevents benzo[a]pyrene-induced stomach tumors.

Proc. Natl Acad. Sci. USA, 99:7610-7615.

Farombi, E. O. 2003. African indigenous plants with chemotherapeutic potentials and biotechnological approach to the production of bioactive prophylactic agents. African J. Biotech., 2: 662 – 671.

FEJES, S., BLAZOVICS, A., LEMBERKOVICS, E., PETRI, G., SZO KE, E., & KERY, A.(2000b). Free radical scavenging and membrane protective effects of methanol extracts from Anthriscus cerefolium L. (Hoffm.) and Petroselinum crispum (Mil .) Nym. ex A.W. Hil .

Phytotherapy Research, 14, 362–365.

FEJES, S., BLÁZOVICS, A., LUGASI, A., LEMBERKOVICS, É., PETRI, G., KÉRY, Á. 2000a.

In vitro antioxidant activity of Anthriscus cerefolium L.

(Hoffm.) extracts. Journal of Ethnopharmacology 69 () 259–265).

FEJES, S., LEMBERKOVICS, E., BALÁZS, A., APÁTI, P., KRISTÓ, T.S., SZÖKE, E., K&EACUTERY, A. AND

BLÁZOVICS, A. 2003. Antioxidant activity of different compounds from Anthriscus cerefolium l. (hoffm.). Acta Hort. (ISHS) 597:191-198.

FENNER, R. et al. 2006. Plantas utilizadas na medicina popular brasileira com potencial atividade antifúngica.

Revista Brasileira de Ciências Farmacêuticas. 42:3. In.

FREISE, F.W. 1933. Plantas medicinaes brasileiras.

Boletim de Agricultura. 34. 252-494.

Fimognari, C.; Nusse, M.; Cesari, R.; Iori, R.; Cantel i-Forti, G.; Hrelia, P. 2002. Growth inhibition, cel -cycle arrest and apoptosis in human T-cel leukemia by the isothiocyanate sulforaphane.

Carcinogenesis, 23:581–586.

FLAMINI, G., BILIA, A. R., BERSCHI, M. C., MARTINOTTI, E., MORELLI, I. 1993.

Anthriscus cerefolium (L.) Hoffm.: Phytochemical and Pharmacological Study. Pharmacological Research, 27(1).

Frank, N.; Knauft, J.; Amelung, F.; Nair, J.; Wesch, H.; Bartsch, H. 2003. No prevention of liver andkidney tumors in long–evans cinnamon rats by dietary curcumin, but inhibition at other sites and of metastases, Mutation Research/Fundamental and Molecular Mechanisms of Mutagenesis. 523-524,127–135.

Fuji , T.; Maeda, H.; Suzuki, F.; Ishida, N.1978. Isolation and characterization of a new antitumor polysaccharide,KS-2,extracted from culture mycelia of Lentinus edodes. Journal of Antibiotics, 31(1),1079–1090.

FUKUDA, M. et al. 2006. Studies on the constituents of the leaves of Baccharis dracunculifolia (Asteraceae) and their cytotoxic activity. Chem. Pharm. Bul . (Tokyo).

54(10):1465-8.

FUNARI, C.S. de. et al. 2007. Analysis of propolis from Baccharis dracunculifolia DC. (Compositae) and its effects on mouse fibroblasts. J Ethnopharmacol.

4;111(2):206-12. Gao, X.; Dinkova-Kostova, A. T.; Talalay, P. 2001. Powerful and prolonged protection of

human retinal pigment epithelial cel s, keratinocytes and mouse leukemia cel s against oxidative damage: the indirectantioxidant effects of sulforaphane. Proc. Natl Acad. Sci. USA, 98:15221-15226.

Gasper, A. V.; Al-janobi, A.; Smith, J. A.; Bacon, J. R.; Fortun, P.; Atherton, C.; Taylor, M. A.; Hawkey, C. J.; Barrett, D. A.; Mithen, R. F. 2006. Glutathione S-transferase M1 polymorphism and metabolism of sulforaphane from standard and high-glucosinolate broccoli. Am J Clin Nut, 83:722–724. Ghayur MN, Gilani AH. Gastrointestinal stimulatory and uterotonic activities of dietary radish leaves extract are mediated through multiple pathways. Phytother Res. 2005

Sep;19(9):750-5.

Gil s, J. J.; Jeffery, E. H.; Moon, R. C.; Lantvit, D. D.; Pezzuto, J. M. 2003. Effects of sulforaphane on UVB-induced skin carcinogenesis. Proc Am Assoc Cancer Res, 44:223.

GIRON, L.M., FREIRE, V., ALONZO, A., CACERES, A.

1991. Ethnobotanical survey of the medicinal flora used by the Caribs of Guatemala. Journal of Ethnopharmacology, 34, 173–187.

GORSI, M. S.; SHAHZAD, R. 2002. Medicinal uses of plants with particular reference to the people of Dhirkot, Azad Jammu and Kashmir. Asian Journal os Plant Sciences, 1: 222-223.

GOULART, S. L. 2005. Contrastes e continuidades em uma tradição religiosa amazônica: os casos do Santo Daime, da Barquinha e UDV. In: Labate, B.C., Goulart, S.L. (Orgs.), O uso ritual das plantas de poder. Mercado de Letras, Campinas, pp. 355–396.

GRIEVE, A. Modern Herbal. Penguin, 1984. ISBN

0-14-046-440-9.

GROB, C. S.; MCKENNA, D. J.; CALLAWAY, J. C.; BRITO, G. S.; NEVES, E. S.; OBERLAENDER, G. 1996.

Human psychopharmacology of hoasca, a plant hal ucinogen used in ritual context in Brazil. J Nerv Ment Dis, 184: 86–94.

GROVER, J.K., YADAV, S.P. 2004. Pharmacological actions and potential uses of Momordica charantia: a review. Journal of Ethnopharmacology, 93, 123–132.

Gu, Y.H.; Belury, M.A. 2005. Selective induction of apoptosis in murine skin carcinoma cel s (CH72) by an ethanol extract of Lentinula edodes.

Cancer Letters, 220, 21–28.

GURBUZ, I.; AKYUZ, Ç.; YESILADA, E.; SENER, B.

2000. Anti-ulcerogenic effect of Momordica charantia L.

fruits on various ulcer models in rats. Journal of Ethnopharmacology, 71, 77–82.

HAN, H. S.; MA, Y.; EUN, J. S.; HONG, J. T.; OH, K. W.

2007. Anxiolytic-like effect of methanol extract of Zizyphi Spinosi Semen in mice. J Appl Pharmacol 15:175–81.

Han, S.; Yang, Y. 2005. Antimicrobial activity of wool fabric treated with curcumin. Dyes and Pigments. 64, 157-161. Hanlon, P.R.; Webber, D.M.; Barnes, D.M.

2007. Aqueous Extract from Spanish Black Radish (Raphanus sativus L. Var. niger) Induces Detoxification Enzymes in the HepG2

Human Hepatoma Cel Line. J. Agric. Food Chem., 2007, 55 (16), pp 6439–6446.

HAROZ, R.; GREENBERG, M. I. 2006. New Drugs of Abuse in North America. Clin Lab Med 26: 147–164.

Hasegawa, J.; Hosokawa, M.; Okada, F.; Kobayashi, H.

1989. Inhibition of mitomycin C- induced sister chromatid exchanges in mouse bone marrow cel s by the immunopotentiators Krestin and Lentinan, Mutat.

Res. 226, 9–12.

Hearst, R.; Nelson, D.; McCol uma, G.; Mil ar, B.C.; Maeda, Y.; Goldsmith, C.E.; Rooney,

P.J.; Loughrey, A.; Rao, J.R.; Moore, J.E. 2009. An examination of antibacterial and antifungal properties of constituents of Shi take (Lentinula edodes) and Oyster (Pleurotus ostreatus) mushrooms. Complementary Therapies in Clinical Practice 15, 5–7.

Hecht, S .S. 2000. Inhibition of carcinogenesis by isothiocyanates. Drug Metab. Rev.,

32:395-411.

Hecht, S. S.; Kenney, P. M.; Wang, M.; Upadhyaya, P.

2002. Benzyl isothiocyanate: an effective inhibitor of polycyclic aromatic hydrocarbon tumorigenesis in A/J

mouse lung. Cancer Lett, 187:87 –94.

Heiss, E.; Herhaus, C.; Klimo, K.; Bartsch, H.; Gerhauser, C. 2001. Nuclear factor kappa B

is a molecular target for sulforaphane-mediated anti-inflammatory mechanisms. J. Biol. Chem., 276:32008–32015.

HEO, H. J.; PARK, Y. J. ; SUH, Y. M.; CHOI, S. J.; et al.

2003. Effects of Oleamide on cholineacetyl transferase and cognitive activities. Biosci Biotechnol Biochem 67(6):1284–91.

Hirasawa, M.; Shouji, N.; Neta, T.; Fukushima, K.; Takada, K. 1999. Three kinds of bacterial substances from Lentinus edodes (Berk.) Sing.

(shi take, an edible mushroom). International Journal of Antimicrobial Agents, 11(2), 151–157.

HOMMA, A. K. O. 2005. Amazônia: como aproveitar os benefícios da destruição? Estudos Avançados, 19 (54).

HUYSKENS, S., MENDLINGER, S., BENZIONI, A.; VENTURA, M. 1992. Optimization of agrotechniques for cultivating Momordica charantia (karela). Journal of Horticultural Science, 67, 259-264.

Ilnitski , A.P.; Iurchenko, V.A. Effect of fruit and vegetable juices on the changes in the production of carcinogenic N-nitroso compounds in human gastric juice. Vopr Pitan.

(4):44- 6 1993.

Ishizuka, S,.;Tanaka, S.; 2002. Modulation of CD8+

intraepithelial lymphocyte distribution by dietary fiber in the rat large intestine. Exp Biol Med. 227(11):1017-21.

ISMAIL, Z.; ISMAIL, N.; LASSA, J. 1999. Malaysian Herbal Monograph. Malaysian Monograph Committee,1, 3. Israilides, C.; Kletsas, D.; Arapoglou , D.; Philippoussis, A.; Pratsinis, H.; Ebringerov, A.; Hrıbalov, V.; Harding, S.E. 2008. In vitro cytostatic and immunomodulatory properties of the medicinal mushroom Lentinula edodes. Phytomedicine 15, 512–519.

Jackson, S. J. T.; Singletary, K. W. 2004. Sulforaphane: a natural y occurring mammary carcinoma mitotic inhibitor, which disrupts tubulin polymerization.

Carcinogenesis, 25: 219–227.

JACOB, M. S.; PRESTI, D. E. 2005. Endogenous psychoactive tryptamines reconsidered: an anxiolytic role for dimethyltryptamine. Med. Hypoth. 64: 930–937.

JAMWAL, K. S., et al. "Preliminary screening of some reputed abortifacient indigenous plants." Indian J.

Pharmacy. 1962; 24: 218–20.

Jong, S.C.; Birmingham, J.M. 1993. Medicinal and therapeutic value of the Shi take mushroom. Advances in Applied Microbiology, 39, 154–184.

JULIEN, R. M. 1998. A primer of drug action: A concise, non-technical guide to the actions,

uses, and side effects of psychoactive drugs (8th ed.).

Portland, OR: W.H. Freeman & Company.

KARUNANAYAKE, E.H., WELIHINDA, J., SIRIMANNE, S.R., SINNADORAI, G. 1984. Oral hypoglycemic activity of some medicinal plants of Sri Lanka. Journal of Ethnopharmacology, 11, 223–231.

KIM, D. S., et al. 1998. Synthesis of betulinic acid derivatives with activity against human melanoma. Bioorg. Med. Chem. Lett. 8: 1707-1712.

KIMA, H.; SONG, M. J.; POTTER, D. 2006. Medicinal efficacy of plants utilized as temple food in traditional Korean Buddhism. Journal of Ethnopharmacology 104, 32–46.

Kiringe, J. W. 2006. A Survey of Traditional Health Remedies Used by the Maasai of Southern Kaijiado District, Kenya. Ethnobotany Research & Applications, 4:61-73.

Kitzberger, C.S.G.; Smânia Jr., A.; Pedrosa, R.C.; Ferreira, S.R.S. 2007. Antioxidant and antimicrobial activities of shi take (Lentinula edodes) extracts obtained by organic solvents and supercritical fluids.

Journal of Food Engineering 80, 631–638.

KOENTJORO-SOEHADI, T., et al. "Perspectives of m ale contraception with regards to Indonesian traditional drugs." Proc. Second National Congress of Indonesian Society of Andrology. 1982; Aug. 2–6: 12.

Koffi, K.; Komla, S.; Catherine, G.; Christine, R.; Jean-Pierre, C.; Laurence, N. 2009. In vitro cytotoxic activity of Cymbopogon citratus L. and Cymbopogon nardus L. essential oils from Togo. Bangladesh J Pharmacol. 4: 29-34.

Kristal, A. R.; Lampe, J. W. 2002. Brassica vegetables and prostate cancer risk: a review of the epidemiological evidence . Nutr Cancer, 42:1 – 9 .

Kunwar, R. M.; Nepal, B. K.; Kshhetri, H.B.; Rai, S.K.; Bussmann, R.W. 2006.

Ethnomedicine in Himalaya: a case study from Dolpa, Humla, Jumla and Mustang districts of Nepal. Journal of Ethnobiology and Ethnomedicine, 2:27.

LABIGALINI, E. J. O uso de ayhuasca em um contexto religioso por ex-dependentes de álcool - um estudo qualitativo. Tese de Mestrado, Universidade Federal de São Paulo; 1998. p. 1 – 67.

LANS, C., BROWN, G. 1998. Observations on ethnoveterinary medicines in Trinidad and Tobago.

Preventive Veterinary Medicine, 35, 125–142.

LARKCOM, J. 1991. Oriental vegetables: the complete guide for garden and kitchen. London, John Murray 232

p.

LAUNERT. E. Edible and Medicinal Plants. Hamlyn, 1981. ISBN 0-600-37216-2.

LEATHERDALE, B.A., PANESAR, R.K., SING, G., ATKINS, T.W., BAILEY, C.J., BIGNELL, A.H.C. 1981. Improvement in glucose tolerance due to Momordica charantia (karela). British Medical Journal, 282, 1823–1824.

LEITÃO, D.P. et al. 2004. Comparative evaluation of in-vitro effects of Brazilian green própolis and Baccharis dracunculifolia extracts on cariogenic factors of Streptococcus mutans. Biol. Pharm. Bul . 27(11):1834-9.

LEMOS, M. et al. 2007. Baccharis dracunculifolia, the main botanical source of Brazilian

green própolis, displays antiulcer activity. J. Pharm.

Pharmacol. 59(4):603-8.

LI, J. W.; DING, S. D.; DING, X. L. 2007. Optimization of the ultrasonical y assisted extraction of polysaccharides from Zizyphus jujuba cv. Jinsixiaozao. Journal of Food Engineering 80, 176–183.

LI, J. W.; FAN, L. P.; DING, S. D.; DING, X. L. 2007.

Nutritional composition of five cultivars of chinese jujube. Food Chemistry 103, 454–46.

LIM, T. K. 1998. Loofahs, gourds, melons and snake beans. The New Rural Industries. Ed.: K. W. Hyde.

Canberra, Rural Industries Research and Development Corporation : 212-218.

Lima, P.L.A.; Delmanto, R.D.; Sugui, M.M.; Eira, A.F.; Salvadori, D.M.F.; Speit, G.; Ribeiro, L.R. 2001.

Lentinula edodes (Berk.) Pegler (Shi take) modulates genotoxic and mutagenic effects induced by alkylant agents in vivo. Mutation Research , 496, 23–32.

LIU, J.; CHEN, B.; YAO, S. 2007. Simultaneous analysis and identification of main bioactive constituents in extract of Zizyphus jujuba var. sapinosa (Zizyphi spinosi semen) by high- performance liquid

chromatography–photodiode array

detection–electrospray mass spectrometry. Talanta 71, 668–675.

Liu, R. H. 2004. Potential synergy of phytochemicals in cancer prevention: mechanism of action . J Nutr, 134:3479S – 3485S .

LOAYZA, I. et al. 1995. Essential oils of Baccharis salicifolia, B. latifolia and B. dracunculifolia.

Phytochemistry. 38:2. 381-389

LORENZI, H. 2000. Plantas daninhas do Brasil: terrestres, aquáticas, parasitas e tóxicas.

Istituto Plantarum, Nova Odessa, SP, 3o ed. 640p.

Lugasi A, Blázovics A, Hagymási K, Kocsis I, Kéry A.

Antioxidant effect of squeezed juice from black radish (Raphanus sativus L. var niger) in alimentary hyperlipidaemia in rats. Phytother Res. 2005

Jul;19(7):587-91.

Lund E. 2003. Non-nutritive bioactive constituents of plants: dietary sources and health benefits of glucosinolates. Int J Vitam Nutr Res, 73:135–143.

MABIT, M. 1996. Takiwasi: ayahuasca and shamanism in addiction therapy. MAPS Newslett. 6, 24–27.

MACHADO, R. B.; RAMOS NETO, M. B.; PEREIRA, P.; CALDAS, E.; GONÇALVES, D.; SANTOS, N.; TABOR, K.; STEININGER, M. 2004. Estimativas de perda da área do Cerrado brasileiro. Conservation International do Brasil, Brasília.

Mau, J.L.; Chao, G-R.; Wu, K-T. 2001. Antioxidant properties of methanolic extracts from several ear mushrooms. Journal of Agriculture and Food Chemistry, 49, 5461–5467.

MCKENNA, D. J. 2004. Clinical investigations of the therapeutic potential of ayahuasca:

Rationale and regulatory chal enges. Pharmacology & Therapeutics, 102: 111–129.

MENEZES, H. 2005. Avaliação da atividade antinflamatória do extrato aquoso de Baccharis dracunculifolia (Asteraceae). In: 18 RAIB. São Paulo.

Arquivos do Instituto Biológico. São Paulo: Instituto Biológico, 2005. v. 72. p. 33-33. Misiewicz, I.; Skupinska, K.; Kasprzycka-Guttman, T. 2003.

Sulforaphane and 2-oxohexyl isothiocyanate induce cel growth arrest and apoptosis in L-1210 leukemia and ME-18 melanoma cel s. Oncol. Rep., 10:2045–2050.

MITSUGI, K., KIMIYE, B., YOUKO, M., TADASHI, K., MICHIHIKO, S., TSUNEMATSU, T. 1982. Components of the root of Anthriscus syl6estris Hoffm. insecticidal activity. Yakagakuzasshi 30, 2885–2888.

MIURA T, et al. 2001. Hypoglycemic activity of the fruit of the Momordica charantia in type 2 diabetic mice. J.

Nutr. Sci. Vitaminol., 47, 340–44.

Miyaji, C.K.; Jordão, B.Q.; Ribeiro, L.R.; Eira, A.F.; Colus, I.M.S. 2004. Genotoxicity and antigenotoxicity assessment of shi take

(Lentinula edodes (Berkeley) Pegler) using the Comet assay. Genetics and Molecular Biology, 27, 108–114.

Mizuno, T. 1995. Shi take, Lentina edodes: functional properties for medicinal and food purposes. Food Reviews International, 11, 111-128.

Molnar V, Garai J. 2005. Plant-derived anti-inflammatory compounds affect MIF tautomerase activity. Int Immunopharmacol. 5(5):849-56.

MONTANARI JUNIOR, I. 2002. Exploração econômica de plantas medicinais da Mata Atlântica. Pp. 35-54. In: SIMÕES, L. L. e LINO, C.F. (orgs.). Sustentável Mata Atlântica: a exploração de seus recursos florestais. São Paulo, Editora Senac.

Mortel ini, R.; Foresti, R.; Bassi, R.; Green, C. J. 2000.

Curcumin, an antioxidant and anti-inflammatory agent, induces heme oxygenase-1 and protects endothelial cel s against oxidative stress. Free Radic Biol Me.

28:1303-1312.

Mumcuoglu, K. Y; Magdassi,S.; Mil er, J.; Ben-Ishai, F.; Zentner, G.; Helbin, V.; Friger, M.; Kahana, F.; Ingber, A.

2004. Repel ency of citronel a for head lice: double-blind randomized trial of efficacy and safety, Isr Med Assoc J.

6(12): 756-9.

Muril o, G.; Mehta, R. G. 2001. Cruciferous vegetables and cancer prevention. Nutr Cancer, 41:17–28.

MYERS, N.; MITTERMEIER, R. A.; MITTERMEIER, C.

G.; FONSECA, G. A. B.; KENT, J. 2000. Biodiversity hotspots for conservation priorities. Nature, 403: 853-845.

Nagle, C. M.; Purdie, D. M.;Webb, P. M.; Green, A.; Harvey, P. W.; Bain, C. J. 2003. Dietary influences on survival after ovarian cancer. Int J Cancer, 106:264–269.

NODARI, R. O. e GUERRA, M. P. 1999. Biodiversidade: aspectos biológicos, geográficos,

legais e éticos. Pp.11-24. In: SIMÕES, C. M. O. et al.

(eds.). Farmacognosia da planta ao medicamento. Porto Alegre, Editoras UFRGS/ UFSC.

Olthof, M.R.; van Vliet, T.; Boelsma, E.; Verhoef, P.

2003. Low dose betaine supplementation leads to immediate and long term lowering of plasma homocysteine in healthy men and women. J Nutr.

133(12):4135-8. Ooi, V.E.C.; Liu, F. 2000.

Immunomodulation and anti-cancer activity of polysaccharide-protein complexes. Curr Med Chem, 7, 715–729.

Otsukia, T.; Matsufujia, H.; Takeda, M.; Toyoda, M.; Goda, Y. 2002. Acylated anthocyanins from red radish (Raphanus sativus L.). Phytochemistry, 60(1), pp 79-87.

OTT, J. 1999. Pharmahuasca: Human pharmacology of oral DMT plus harmine. Journal of Psychoactive Drugs, 31 : 171–177. Papi A, et al. Cytotoxic and antioxidant activity of 4-methylthio-3-butenyl isothiocyanate From Raphanus sativus L. (Kaiware Daikon) sprouts. J

Agric Food Chem. 2008 Feb 13;56(3):875-83.

Park, E. J.; Jeon, C. H.; Ko, G.; Kim, J.; Sohn, D. H.

2000. Protective effect of curcumin in rat liver injury induced by carbon tetrachloride. J Pharm Pharmacol.

52:437-440.

PARK, Y.K. et al. 2004. Chemical constituents in Baccharis dracunculifolia as the main botanical origin of

Southeastern Brazilian propolis. J. Agric. Food Chem.

52, 1100–1103.

PARVEEN, B. U.; ROY, S.; KUMAR, A. 2007. Traditional uses of medicinal plants among the

rural communities of Churu district in the Thar Desert, India. Journal of Ethnopharmacology 113, 387–399.

Pattnaik, S.; Subramanyam, V. R.; Kole, C. 2006, Antibacterial and antifungal activity of ten essential oils in vitro. Microbios. 86(349): 237-246.

PENG, Z. C.; ZHU, J. J. 2001. Research advances in chemical constituents and pharmacological effects of semen Ziziphi Spinosae. Lishizhen Med Medica Res 12:86–7.

PISHA, E., et al. 1995. Discovery of betulinic acid as a selective inhibitor of human

melanoma that functions by induction of apoptosis. Nat.

Med. 1: 1046-1051.

PLATEL, K., SRINIVASAN, K. 1997. Plant foods in the management of diabetes mel itus:

vegetables as potential hypoglycemic agents. Nahrung, 41, 68–74.

Rafatul ah, S.; Tariq, M.; Al-Yahya, M. A.; Mossa, J. S.; Ageel, A. M. 1990. Evaluation of turmeric (Curcuma longa) for gastric and duodenal antiulcer activity in rats.

J Ethnopharmacol. 29:25-34.

RAO, K. V. K.; SCHWARTZ, S. A.; NAIR, H. K.; AALINKEEL, R.; MAHAJAN, S.; CHAWDA, R.; NAIR, M. P. N. 2004. Plant derived products as a source of cel ular growth inhibitory phytochemicals on PC-3M, DU-145 and LNCaP prostate cancer cel lines. Current Science, 87, 1585-1588.

Rasmussen, H. B.; Christensen, S. B.; Kvist, L. P.; Karazami, A. 2000. A simple and efficient separation of the curcumins, the antiprotozoal constituents of Curcuma longa. Planta Med.

66:396-398.

RESENDE, F.A. 2007. Inhibition of doxorubicin-induced mutagenicity by Baccharis dracunculifolia. Mutat. Res.

30. Revene, Z.; Bussmann, R. W.; Sharon, D. 2008.

From Sierra to Coast: Tracing the supply of medicinal plants in Northern Peru – A plant col ector's tale.

Ethnobotany Research & Applications, 6:015-022.

REYES, M. E. C., GILDEMACHER, B. H. AND

JANSEN, G. J. 1994. Momordica L. In: Plant Resources of South-East Asia: Vegetables. (Ed.: Siemonsma, J. S. and K. Piluek).

Wageningen, The Netherlands, Pudoc Scientific Publishers 206-210.

RIBA, M. J.; VALLE, G.; URBANO, M.; YRITIA, A.; MORTE, M. J. 2003. Human pharmacology of ayahuasca: subjective and cardiovascular effects, monoamine metaboliteexcretion, and pharmacokinetics, J. Pharmacol. Exp. Ther. 306: 73–83.

RIBEIRO, L. F.C.; MELLO, A. P. A.; BEDENDO, I. P.; KITAJIMA, E. W.; MASSOLA JÚNIOR,

N. S. 2004. Ocorrência de um fitoplasma do grupo 16SrIII associado ao enfezamento em melão de São Caetano (Momordica charantia L.) no estado de São Paulo. Summa Phytopathol., 30, 3.

Ritz, S. A.; Wan, J.; Diaz-Sanchez, D. 2007.

Sulforaphane-stimulated phase II enzyme

induction inhibits cytokine production by airway epithelial cel s stimulated with diesel extract. Am J Physiol Lung Cel Mol Physiol, 292: L33–L39.

ROBINSON, R. W.; DECKER-WALTER, D. S. Cucurbits.

New York: Cab International,

1997.226p.

RODRIGUES, V.E.G. & CARVALHO, D.A. DE. 2001.

Levantamento etnobotânico de plantas medicinais no domínio do cerrado na região do alto Rio Grande –Minas Gerais. Ciênc. Agrotec., 25:1.102-123.

Royse, D. J. 1995. Speciality mushrooms. Mushroom News, 43, 4-19.

Samuelsson, G. 1992. Sesquiterpenes and diterpenes with pharmacological and biological activities. Acta Pharm. Fennica, 101:33-34.

SÁNCHEZ, R. A. O. e VALVERDE, R. 2000. Manual de cultivo y conservación de plantas medicinales. San José, R.A. Ocampo Editora.

SANTOS, R. G.; LANDEIRA-FERNANDEZ, J.; STRASSMAN, R. J.; MOTTA, V.; CRUZ, A. P.

M. 2007. Effects of ayahuasca on psychometric measures of anxiety, panic-like and hopelessness in Santo Daime members. Journal of Ethnopharmacology, 112: 507–513

SCHMIDT, U.; LIEBERKNECHT, A.; HASLINGER, E.

1985. Peptide alkaloids. In: SCHÜHLY, W., et al. 1999.

New triterpenoids with antibacterial activity from Zizyphus joazeiro. Planta Med. 65: 740-743.

SCHÜHLY, W., HEILMANN, J., ÇALIS, I., STICHER, O.

2000. Novel triterpene saponins from

Zizyphus joazeiro. Helvetica Chimica Acta. 83: 1509–1516.

SCHWARZ, M. J.; HOUGHTON, P. J.; ROSE, S.; JENNER, P.; LEES, A. D. 2003. Activities of extract and constituents of Banisteriopsis caapi relevant to Parkinsonism. Pharmacology, Biochemistry and Behavior, 75: 627– 633.

SENANAYAKE, G. V. K.; MARUYAMA, M.; SHIBUYA, K.; SAKONO, M.; FUKUDA, N.; MORISHITA, T.; YUKIZAKI, C.; KAWANO, M.; OHTA, H. 2004. The effects of bitter melon (Momordica charantia) on serum and liver triglyceride levels in rats. Journal of Ethnopharmacology, 91, 257–262.

SENER, B.; TEMIZER, H. 1998. Biological y compounds of Momordica charantia L. FABAD.

J. Pharmaceutical Sciences,13, 516-521.

Seow, A.; Yuan, J. M.; Sun, C. L.; Van den Berg, D.; Lee, H. P.; Yu, M. C. 2002. Dietary isothiocyanates, glutathione S-transulforaphaneerase polymorphisms and colorectal cancer risk in the Singapore Chinese Health Study. Carcinogenesis, 23:2055–2061.

SERRANO-DUENAS, M.; CARDOZO-PELAEZ, F.; SANCHEZ-RAMOS, J. R. 2001. Scientific Review of Alternative Medicine, 5: 127– 132.

SHAHAT, A. A.; PIETERS, L.; APERS, S.; NAZEIF, N.

M.; ABDEL-AZIM, N. S.; BERGH, D. V.; VLIENK, A. J. 2001. Chemical and biological investigations on Zizyphus spina-christi L. Phytotherapy Research 15, 593–597.

SHANON, B. 2002. The antipodes of the mind: Charting the phenomenology of the ayahuasca experience.

Oxford: Oxford University Press. Shapiro, T. A.; Fahey, J. W.; Wade, K. L.; Stephenson, K. K.; Talalay, P. 2001.

Chemoprotective glucosinolates and isothiocyanates of broccoli sprouts: metabolism and excretion in humans.

Cancer Epidemiol Biomarkers & Prev, 10:501-508.

SHELDON, J. W.; BALICK, M. J.; LAIRD, S. A. 1997.

Medicinal Plants: can utilization and conservation coexist? New York Botanica Garden, New York. 104p.

Shimada, Y.; Morita, T.; Sugiyama, K. 2003. Dietary eritadenine and ethanolamine depress fatty acid desaturase activities by increasing liver microsomal phosphatidylethanolamine in rats. Journal of Nutrition, 3, 758–765.

SHOU, C.; FENG, Z.; WANG, J.; ZHENG, X. 2002. The inhibitory effects of jujuboside A on rat hippocampus in vivo and in vitro. Planta Medica 68, 799–803.

SHULGIN, A. 1976. Profiles of psychedelic drugs. I.

DMT. Journal of Psychedelic Drugs, 8: 167–168.

SHULGIN, T. A: The Continuation, Transform Press, 1997.

SHUM, L. K. W ., et al. "Effects of Momordica charantia seed extract on the rat mid-term placenta." Abstract 78.

Abstract International Symposium on Chinese Medicinal Material Research. 1984; 12–14.

Siddhiqui, M. A. A.; John, A. Q.; Paul, T. M. 1995. Status of some important medicinal and aromatic plants of Kashmir Himalaya. Advances in Plant Sciences, 8:134-139.

SILVA FILHO, A.A. da. et al. 2004. In vitro trypanocidal activity evaluation of crude extract and isolated

compounds from Baccharis dracunculifolia D.C.

(Asteraceae). J. Pharm. Pharmacol., 56(9):1195-9.

Singh, A. V.; Xiao, D.; Lew, K. L.; Dhir, R.; Singh, S. V.

2004. Sulforaphane induces caspase-mediated apoptosis in cultured PC-3 human prostate cancer cel s and retards growth of PC-3 xenografts in vivo.

Carcinogenesis, 25:83–90.

SINGH, D. K. 1991. Effect of temperature on seed germinability of Momordica charantia L. cultivars. New Agriculturist, 2, 23-26.

Singh, S. V.; Srivastava, S. K.; Choi, S.; Lew, K. L.; Herman-Antosiewicz, A.; Xiao, D. 2005.

Sulforaphane-induced cel death in human prostate cancer cel s is initiated by reactive oxygen species . J

Biol Chem, 280:19911 – 19924 .

Smitherman, L. C.; Janisse, J.; Mathur, A. 2005. The Use of Folk Remedies Among Children in an Urban Black Community: Remedies for fever, colic, and teething. Pediatrics 115(3):297-304.

SPARG, S.G.; LIGHT, M.E.; VAN STADEN, J. 2004.

Biological activities and distribution of plant saponins.

Journal of Ethnopharmacology 94, 219–243.

Srivastava, R.; Puri, V.; Srima, R. C.; Dhawan, B. N.

1986. Effect of curcumin on platelet aggregation and vascular prostacyclin synthesis. Arzneim Forsch.

36:715-717.

Srivastava, S. K.; Xiao, D.; Lew, K. L.; Hershberger, P.; Kokkinakis, D. M.; Johnson, C. S.; Trump, D. L.; Singh, S. V. 2003. Al yl isothiocyanate, a constituent of cruciferous vegetables, inhibits growth of PC-3 human

prostate cancer xenografts in vivo. Carcinogenesis, 24:1665–1670.

Steinmetz, K. A.; Potter, J. D. 1991. Vegetables, fruit, and cancer. II. Mechanisms. Cancer Causes Control, 2:427 – 442 .

STEPKA, W., et al. "Antifertility investigation on Momordica." Lloydia. 1974; 37(4): 645c.

Strimpakos, A. S.; Sharma, R. A. 2008. Curcumin: Preventive and therapeutic properties in laboratory studies and clinical trials. Antioxidants & Redox Signaling. 10, 511-546.

Suai, Z; Salto, R.; Li, J; Craik, C.; Montel ano, P. R. C.

1993. Inhibition of the HIV-1 and HIV-2 proteases by curcumin and curcumin boron complexes. Bioorganic & Medicinal Chemistry. 1, 415-422.

Sugui, M.M.; Alves De Lima; P.L.; Delmanto, R.D.; Eira, A.F.; Salvadori, D.M.F.; Ribeiro L.R. 2003.

Antimutagenic effect of Lentinula edodes (BERK.) Pegler mushroom and possible variation among lineages. Food and Chemical Toxicology 41, 555–560.

Takaya Y, Kondo Y, Furukawa T, Niwa M. Antioxidant constituents of radish sprout (Kaiware-daikon), Raphanus sativus L. J Agric Food Chem. 2003 Dec 31;51(27):8061-6.

Tatsuzawa, F.; Toki, K.; Saito, N.; Shinoda, K.; Shigihara, A.; Honda, T. 2008. Anthocyanin occurrence in the root peels, petioles and flowers of red radish (Raphanus sativus L.). Dyes and Pigments, 79(1), pp 83-88.

Terashita, T.; Kono, M.; Mishima, N.; Obata, T.; Yamauchi M. 1990. The proximate components, free

and protein bound amino acids in protein and 5 GMP in fruit bodies of Lentinus edodes Singer Shi take mushroom grown on artificial bed blocks, J. Jpn. Soc., Food Sci. Technol., 37, 528–532.

TEZUKA, Y. et al. 2003. Buds of Baccharis dracunculifolia: potent source of biological y active caffeoylquinic acids and labdane-type diterpenes of Brazilian própolis. Journal of

Traditional Medicines. 20:5. 187-194.

Tiwari, N. N.; Joshi, M. P. 1990. Medicinal plants of Nepal: Volumes I, II & III. Journal of Nepal Medical Association 28:181-190, 221-232, 266-279.

Tortosa, M. C. R.; Mesa, M. D.; Aguilera, M. C. ; Quiles, J. L.; Baró, L.; Tortosa, C. L. R.;

Victoria, E. M.; Gil, A. 1999.Oral administration of a turmeric extract inhibits LDL oxidation and has hypocholesterolemic effects in rabbits with experimental atherosclerosis.

Atherosclerosis. 147:371-378.

TRANKINA, M. L. 1998. Drugs That Grow on Trees.

World & I (August): 158-165.

TRIPATHI, M.; PANDEY, M. B.; JHA, R. N.; PANDEY, V.

B.; TRIPATHI, P. N.; SINGH, J. P.

2001. Cyclopeptide alkaloids from Zizyphus jujuba.

Fitoterapia 72, 507–510.

UGURLU, E.; SECMEN, O. 2008. Medicinal plants popularly
used in the vil ages of Yunt Mountain (Manisa-Turkey).
Fitoterapia 79, 126–131.

VAN DEN BERGHE, D. A.; VLIETINCK, A. J.; VANHOOF, L.
1986. Plant products as

potential antiviral agents. Bul . Inst. Pasteur, 84: 101-47.

VERPOORTE, R. 2000. Molecular cloning and analysis of
stritosidine β-D.Glucosidade, anenzyme in terpenoid indole
alkaloid biosynthesis in Catharantus roseus. J.

Biol. Chem., 275: 3051-3056.

VINNING, G. 1995. Market Compendium of Asian Vegetables.
RIRDC Research Paper No.

95/12. Canberra, Rural Industries Research and Development
Corporation 386 p.

Volz, P.A. 1999. Early historic cancer chemotherapy work
involving basidiomycetous mushrooms, Int. J. Med.

Mushrooms, 1, 191–194.

Wang, L.; Liu, D.; Ahmed, T.; Chung, F. L.; Conaway, C.

C.; Chiao, J. W. 2004. Targeting cel cycle machinery as a
molecular mechanism of sulforaphane in prostate cancer
prevention. Int. J. Oncol., 24:187–192.

Wasser, S.; Weis, A. 1999. Medicinal properties of substances occurring in higher basidiomycetes mushrooms: current perspectives (review). Int. J. Med.

Mushrooms,1, 31–62.

WELIHINDA, J., KAUNANAYAKE, E.H., SHERIFF, M.H.R., JAYASINGHE, K.S.A.1986. Effect of Momordica charantia on the glucose tolerance in maturity onset diabetes. Journal of Ethnopharmacology, 17, 277– 282.

World Health Organization (WHO). 2002. WHO

Traditional Medicine Strategy 2002-2005.

World Health Organization, Geneva.

HO/EEDM/TRM/2002.11 Xiao, D.; Srivastava, S. K.; Lew, K. L.; Zeng, Y.; Hershberger, P.; Johnson, C. S.; Trump, D.

L.; Singh, S. V. 2003. Al yl isothiocyanate, a constituent of cruciferous vegetables, inhibits proliferation of human prostate cancer cel s by causing G2/M arrest and inducing apoptosis. Carcinogenesis, 24:891–897.

YAMADA, H.; NAGAI, T.; CYONG, J. C.; OTSUKA, Y.; TOMODA, M.; SHIMIZU, N.; et al. 1985. Relationship between chemical structure and anti-complementary activity of plantpolysaccharides. Carbohydrate Research, 144, 101–111.

YAN, Y. H., & GAO, Z. P. 2002. Industrialization of Chinese jujube. Journal of Northwest Science and Technology University of Agriculture and Forestry, 30(12), 95–98 (in Chinese).

Yang, F.; Lim, G. P.; Begum, A. N.; Ubeda, O. J.; Simmons, M. R.; Ambegaokar, S. S.; Chen, P. P.; Kayed, R.; Glabe, C. G.; Frautschy, S. A.; Cole, G.

M. 2005. Curcumin inhibits formation of Abeta oligomers and fibrils and binds plaques and reduces amyloid in vivo. J. Biol. Chem. 280(7): 5892-5901

Yang, J-H.; Lin, H-C.; Mau, J-L. 2002. Antioxidant properties of several commercial mushrooms. Food Chemistry, 77, 229–235.

YANG, S.L.; T.W. WALTERS. 1992. Ethnobotany and the economic role of the Cucurbitaceae of China. Econ.

Bot., 46, 349-367.

YUWAI, K. E.; RAO, K. S., KALUWIN, C.; JONES, G. P.; RIWETT; D. E. 1991. Chemical Composition of Momordica charantia L. Fruits. J. Agric. Food Chem., 39, 1762-1763.

Zeisel, S.H. 2008. Is there a new component of the Mediterranean diet that reduces inflammation. Am J Clin

Nutr. 87(2):277-8. Zhang, Y.; Kensler, T. W.; Cho, C. G.; Posner, G. H.; Talalay, P. 1994. Anticarcinogenic activities of sulforaphane and structural y related synthetic norbornyl isothiocyanates. Proc Natl Acad Sci, 91:3147–3150.

ZHAO, Z.; LI, J.; WU, X.; DAI, H.; GAO, X.; LIU, M.; TU, P. 2006. Structures and immunological activities of two pectic polysaccharides from the fruits of Ziziphus jujuba Mil . cv. jinsixiaozao Hort. Food Research International 39, 917–923.

ZHOU, H.; XIE, X.; TANG, Y. 2008. Engineering natural products using combinatorial biosynthesis and biocatalysis. Current Opinion in Biotechnology, 19:590–596.

ZHU, S.; SUN, L.; ZHOU, J. 2009. Effects of nitric oxide fumigation on phenolic metabolism of postharvest Chinese winter jujube (Zizyphus jujuba Mil . cv.

dongzao) in relation to fruit quality. Food Science and Technology xxx, 1–6.